临床用药规范与药学管理

黄小妹 赵伟伟 侯艳洁 李亚楠 丁兴金 何云 主编

吉林科学技术出版社

图书在版编目（CIP）数据

临床用药规范与药学管理 / 黄小妹等主编. -- 长春：吉林科学技术出版社, 2024.6. -- ISBN 978-7-5744-1649-9

Ⅰ. R97

中国国家版本馆 CIP 数据核字第 202419HZ56 号

临床用药规范与药学管理

Linchuang Yongyao Guifan Yu Yaoxue Guanli

主　　编	黄小妹　赵伟伟　侯艳洁　李亚楠　丁兴金　何　云
出 版 人	宛　霞
责任编辑	孟　盟
封面设计	郭　伟
制　　版	郭　伟
幅面尺寸	185mm×260mm
开　　本	16
字　　数	150 千字
印　　张	10.25
印　　数	1-1500 册
版　　次	2024 年 6 月第 1 版
印　　次	2024 年 12 月第 1 次印刷

出　　版	吉林科学技术出版社
发　　行	吉林科学技术出版社
地　　址	长春市南关区福祉大路 5788 号出版大厦 A 座
邮　　编	130118
发行部电话/传真	0431—81629529　81629530　81629531
	81629532　81629533　81629534
储运部电话	0431-86059116
编辑部电话	0431-81629510
印　　刷	三河市嵩川印刷有限公司

书　　号	ISBN 978-7-5744-1649-9
定　　价	65.00 元

版权所有　翻印必究　举报电话：0431—81629508

临床用药规范与药学管理

编委会

主　编

黄小妹　陕西步长制药有限公司

赵伟伟　聊城市第三人民医院

侯艳洁　菏泽市牡丹区中心医院

李亚楠　山东省济南市长清区张夏镇卫生院

丁兴金　五莲县妇幼保健计划生育服务中心

何　云　三亚市中医院

副主编

张　娴　常州市中医医院

余海忠　青海省第四人民医院

熊　英　武汉市第五医院

王洪贞　高唐县琉璃寺镇卫生院

赵春雨　牙克石市博克图镇巴林卫生院

张俊俊　南京市江宁医院

范叔清　广州市黄埔区萝岗街社区卫生服务中心

编 委

李春华　赤峰市松山区松城街道社区卫生服务中心

滕丽丽　赤峰市松山区当铺地满族乡木头沟卫生院

刘春燕　通辽市人民医院

郭佩钦　湖南省中西医结合医院

前　言

随着医学的飞速发展,药物治疗在临床实践中的地位日益凸显。为了保障患者的用药安全和提高治疗效果,临床用药规范与药学管理显得尤为重要。本书旨在为广大医务工作者提供一本系统、实用的参考指南,以推动临床用药的规范化与药学管理的科学化。本书阐述了药物的合理选用与使用、剂量要求、不良反应等方面的知识,同时探讨了药学管理的理念和方法。本书能够帮助读者建立起科学的用药观念,提升药学服务水平,最终实现患者利益的最大化,共同推动我国临床用药和药学管理工作的进步与发展。

目 录

第一章 绪 论 1
 第一节 临床药理学的发展概况和任务 1
 第二节 治疗药物监测 7
 第三节 药物不良反应及药物不良反应监测 11

第二章 药物相互作用 26
 第一节 药剂学相互作用 26
 第二节 药物动力学的相互作用 30
 第三节 药效动力学的相互作用 36

第三章 药品调剂学概论 39
 第一节 调剂学的由来与发展 39
 第二节 调剂学概述 42
 第三节 药 房 50
 第四节 药 师 62

第四章 用药错误及其防范措施 72
 第一节 基本概念 72
 第二节 用药错误的防范 77
 第三节 用药错误的监测与管理 82

第五章 特殊人群的用药原则 83
 第一节 小儿用药的原则 83
 第二节 老年人用药的原则 89
 第三节 孕妇用药的原则 93
 第四节 哺乳期妇女用药的原则 96
 第五节 肝肾功能不良患者的用药原则 97

第六章 药品管理 103
第一节 药品和药品管理 103
第二节 药品管理法律、法规 110
第三节 特殊药品的管理 128
第四节 新药管理 132
第五节 有效期药品的管理 138
第六节 药品经营监督 141

参考文献 154

第一章 绪 论

第一节 临床药理学的发展概况和任务

药物治疗是临床医师治疗疾病的基本手段。药物从医师处方到产生临床疗效会经历生物药剂学过程、药代动力学（pharmacokinetics，PK）过程、药效动力学（pharmacodynamics，PD）过程和药物治疗学过程。

临床药理学是研究人体与药物之间相互作用及其规律的一门新兴学科，是药理学紧密联系临床医学的桥梁学科。临床药理学研究的两个基本内容：药物对人体的作用，即药效动力学，包括药物对疾病的治疗原理、药物剂量-效应关系、临床疗效与药物不良反应；人体对药物的作用即药代动力学，包括人体对药物的吸收、分布、代谢与排泄规律，可概括为 ADME 过程。临床药理学应用的两个主要领域：药品的合理使用和药品的有效监管。前者是根据临床药理学的研究成果，更精确地界定用药对象（适应证、禁忌证、警示与注意等）和优化给药方案（剂量、间隔、配伍等），从而不断提高现有药物治疗的效益/风险比。后者则是运用最新的科学技术和理论知识，对已上市药物和开发中的新药作出有效性与安全性评价，为药品的质量监督和应用管理提供决策依据。可见，临床药理学在现代医药学的发展中具有极为重要的地位。

一、临床药理学的发展概况

临床药理学的概念最早于 20 世纪 30 年代由美国学者 Harry Gold 和 Walter Modell 提出，但直到 1947 年 Harry Gold 教授在美国 Cornell 大学举办临床药理学讲座开始才逐渐形成一门独立学科。同年，Harry Gold 教授被美国政府授予院士称号，成为临床药理学的代表人物。

1954年美国Johns Hopkins大学在Lasagna教授领导下建立了第一个临床药理实验室，并开始讲授临床药理学课程。随后一些欧美国家及澳大利亚、日本等国也先后建立了临床药理学研究机构，开设临床药理学课程，培养专业人员，创办临床药理学杂志及出版临床药理学专著等。1980年在英国伦敦召开了首届国际临床药理与治疗学会议，标志着这一学科已获得普遍承认。国际药理学联合会（IUPHAR）也建立了临床药理专业组，许多国家的药理学会也相继建立了临床药理专业组织，以推动本国临床药理学的学科发展和进行国际学术交流。世界卫生组织于1982年成立基本药物应用专家委员会，对临床合理应用基本药物提出原则性指导意见。

临床药理学之所以发展迅速，其主要原因如下。

（一）制药工业迅速发展

每年研制和申报上市的新药数量不断增多。这些新药的疗效是否都超过现有的同类药品？应用于临床后可能引起哪些不良反应？由于人与动物存在种属差异，这些问题无法通过动物试验获得满意答案。因此，临床药理学评价被明确规定为新药上市申报的必需内容。这一要求推动了临床药理学的快速发展。

（二）在药物临床治疗中发生了一些严重的不良反应

影响最大的是20世纪60年代初联邦德国新药沙利度胺在西欧引起5000例新生儿海豹肢畸形，在各国引起极大的震惊。这些惨痛的教训使临床药理学研究的重要性得到广泛认同。

（三）药理学研究方法的进步

20世纪60年代中期以后，许多先进技术和检测方法的建立和应用，例如高效液相色谱仪及其他微量药物的测试技术、影像学检查等非创伤性检测技术等，促进了临床药理学的发展。

（四）循证医学（evidence-based medicine，EBM）和精准医学的兴起

从经验医学到循证医学再到精准医学，是医学发展历程上的两次革命。EBM是正确地运用最佳证据为患者作出合理的医疗决策。而EBM所依赖的直接证据主要来源于

随机对照临床试验的结果，在此基础上制定出药物治疗指南，借以规范临床药物治疗。不同于循证医学过分关注"群体"的临床终点的统计学差异，精准医学则是从分子生物学本质思考疾病，依据驱动因子将疾病重新分类，以驱动因子为靶点，寻找并验证治疗手段，以期实现对疾病的精准诊断、分期及精准治疗。精准医学关注的是"个体"对某种疾病的易感性或对特定治疗方案的反应，最终将预防或治疗措施应用于有效患者，而免去给无效患者带来治疗费用和不良反应。精准医学是医学发展的高级阶段，而临床药理学方法是实现这一目标的重要手段。通过标准化的各种大型的队列研究和多种组学研究，寻找疾病的新的生物标志物以完善疾病分型/分期和对疗效的预测与评估。

（五）医师提高医疗水平的需要

临床实践证明，要做到安全有效地使用药物，必须充分掌握药物在人体的作用规律及临床药理学特性，制订合理的用药方案，摆脱经验式治疗，才能提高临床治疗的水平。广大临床医师对临床药理学知识的孜孜追求和对临床药理学研究的积极参与，直接推动着这一学科的发展。

我国临床药理学研究始于20世纪60年代初。1961年我国药理学工作者在全国药理学术会议上就曾进行了有关临床药理学的介绍和讨论，呼吁在全国范围内组织专业队伍，推动与开展临床药理学工作。1963年卫生部（现国家卫健委）委托北京医学院（现北京大学医学部）和上海第一医学院（现复旦大学上海医学院）成立抗生素临床应用研究室，从事抗菌药物的临床药理和临床评价工作，对我国抗生素事业的发展和应用起了重要作用。由于种种原因，其他药物的临床药理研究则起步较晚。1979年，第一次全国临床药理学专题研讨会在北京召开，重点讨论了"临床药理研究的重要性及其内容"和"新药临床前药理与临床药理研究的项目指标和要求"，对我国临床药理专业的发展起了推动作用。1980年，北京医学院成立了我国第一个临床药理研究所，《中国临床药理学杂志》亦于1985年起发刊。现在我国已初步建立了一支较大规模的临床药理学研究队伍，可以预期，在各方面的共同努力下，我国的临床药理学事业必将得到更快的发展，为促进新药研发和药物治疗学的发展作出贡献。

二、临床药理学的主要研究内容

（一）临床药效学

研究药物对人体（包括各年龄组的正常人与患者）生理与生化功能的影响和临床效应，以及药物剂量与效应之间的关系。通过临床药效学研究确定最佳治疗剂量，在此基础上制订合理的给药方案，使药物发挥最大疗效，避免或减少不良反应发生。临床药效学研究中，药效指标的选择与测定是关键内容。传统上一般采用临床终点作为药效指标，如生存率、严重并发症发生率等。这类指标具有明确的临床意义，但观察时间长、成本高。如何根据流行病学、治疗学与病理生理学证据确定更快捷、方便的效应标志，或称生物标志，是临床药效学研究的热点之一。合适的生物标志可以作为临床终点的替代终点，提高临床试验的效率。例如，冠心病患者的血清胆固醇水平与其发生心肌梗死的概率密切相关，可以作为评价降脂药的替代终点。而慢性充血性心力衰竭患者的心输血量并不能很好地预测其临床预后（生存），因而不能完全代替临床终点用于评价强心药的临床效应。现代医学模式除生物学观点外，还必须考虑人的心理和人与社会环境的关系。因此，能反映患者对治疗的主观满意度的指标，如生活质量（quality of life，QOL），也越来越多地作为临床药效学研究的观察指标。

（二）临床药代动力学

研究药物在人体内吸收、分布、代谢和排泄的规律，将人体模拟为数学模型（房室模型），用数学公式计算出各种药代动力学参数，对于制订和调整给药方案具有重要参考意义。

（三）毒理学

在研究药物在人体的药效时，应同时观察药物可能引起的不良反应，包括毒理反应、变态反应和其他继发性反应等。在用药过程中应详细记录受试者用药后的主客观症状，并进行必要的实验室检查。如出现不良反应时，应分析其发生的原因，提出可能的防治措施。

（四）临床试验和评价

通过临床试验，对新药的有效性和安全性进行评价。我国新药审批办法规定，临床试验分4期，其中第4期在上市后进行。

（五）药物相互作用

药物相互作用是指两种或两种以上的药物同时或先后序贯使用时，所引起的药物作用和效应的变化。药物相互作用可以是药物作用的增强或减弱，作用时间的延长或缩短，因而导致有益的治疗作用，或产生不良反应。通常所谓药物相互作用是指两药在人体内相遇而产生的不良反应，研究药物相互作用的目的主要是防止产生不良反应。

三、临床药理学的主要任务

（一）指导临床合理用药

通过调整药物用量和用法可以提高疗效，减少或避免毒性反应或其他不良反应。例如，根据所测得的各项药代动力学参数，可以对各种药物，特别是同类品种的体内过程和作用进行定量比较，对临床选择用药及新药筛选具有一定参考价值。根据药物的药代动力学特性制订合理的用药方案，包括制订适当的剂量和给药间隔时间，可以最大限度地发挥药物的作用并减少产生不良反应的可能性。在临床上开展治疗药物监测（therapeutic drug monitoring，TDM），有助于诊断药物毒性，并据以调整药物用量和用法。

（二）新药的临床研究

对新药进行临床试验。在新药已完成其药学研究、临床前药理、毒理等研究的基础上，根据《中华人民共和国药品管理法》的有关规定，并经药政管理部门（国家药品监督管理局）批准进行临床试验。新药的临床试验分4期进行。Ⅰ期临床试验以健康志愿者为受试对象（某些药物如抗肿瘤药的Ⅰ期临床试验亦可在患者中进行），研究新药在人体的耐受性与药代动力学。Ⅱ期临床试验以患者为对象进行。应根据Ⅰ期临床试验的结果设计给药方案，进行临床随机对照盲法试验，考察新药的有效性和安全性。Ⅲ期临床试验是扩大的多中心随机对照临床试验，目的是在较大范围内对新药进行评价。Ⅳ期临床试验在新药批准上市后进行，对已在临床广泛应用的新药进行广泛人群中的考察和评价，以便发现少见的不良反应或新的治疗用途等。

（三）上市药物的再评价

新药品种的不断增加，使临床上应用的药物不可避免面临优胜劣汰的问题。因此，需要为解决这一问题提供科学依据。上市药物的再评价可以根据对象品种存在的问题进行实验或临床对比研究，决定对该品种的处理。

（四）药物不良反应的监测

药物不良反应的监测包括正在评价的新药与常用药物，必须经常进行监测。已有不少国家建立了不良反应监察系统，并在1968年设有国际不良反应监察组织，目的在于及时掌握各种药物产生的不良反应情况，及早作出判断并采取必要的措施，防止或减少不良反应的产生。例如，英国医学安全委员会（CMS）1967年提出氯霉素可引起血液恶病质的警告。在此以前，每年约有50万张处方使用氯霉素，每月至少有1例因此而死亡。提出警告后，氯霉素的处方减少到每年1万张以下，引起血液恶病质致死者已少见。

（五）协助有关部门加强药政管理

临床药理研究的资料对于药品的生产与管理、提高药品质量都具有重要意义：①新药的鉴定和审批，必须有充分的临床药理研究资料；②药物不良反应报告制度是药物上市后监督的重要手段，如及时发现沙利度胺（反应停）引起的致畸毒性，安他唑啉（心得宁）对结缔组织的严重不良反应等；③生物利用度的研究对于保证制剂质量有重要作用，例如，氯霉素棕榈酸酯可因不同工艺而制成A晶型或B晶型，前者口服后的生物利用度极低，临床疗效差，因而不宜生产。

（六）教学与培训

教学与培训包括对医学生的临床药理学教学和对临床医师进行的临床药理学专业培训。

第二节 治疗药物监测

治疗药物监测（therapeutic drug monitoring，TDM）是通过测定患者治疗用药的血浓度或其他体液浓度，以药代动力学原理和计算方法拟定最佳的适用于不同患者的个体化给药方案，包括治疗用药的剂量和给药间期，以达到使患者个体化给药方案的实施安全而有效的目的。

临床实践证明，治疗药物的疗效与该药到达作用部位或受体的浓度密切相关，而与给药剂量的关系则次于前者，药物在作用部位或受体的浓度直接与血药浓度有关，即两者呈平行关系。因此，测定血药浓度可间接作为衡量药物在作用部位或受体浓度的指标，此即为治疗药物监测的原理。TDM的实施对确保临床治疗用药安全有效起了重要作用。

一、血药浓度与药理效应的关系

患者经相同途径接受相同剂量药物后，其治疗反应可各不相同，部分患者疗效显著，也有患者可无反应，甚或产生毒性反应者，此均与个体差异有关，即患者生理状态如年龄、体重、病理状态，以及遗传因素、饮食、合并用药等不同，造成药物在其体内的吸收、分布、代谢和排泄过程差异，以致相同的给药方案产生的血药浓度各异，导致治疗反应的差异。

多数药物的剂量和血药浓度之间呈平行关系，药物的剂量越大，则血药浓度越高，但有些药物在一定范围内剂量和浓度之间呈线性关系，超出此范围，剂量稍有增大，血药浓度即呈大幅升高，此即为非线性药代动力学特征或称饱和动力学。主要原因在于某些药物经体内代谢，而体内药物代谢酶的代谢能力有一定限度，当剂量超过一定限度时，血药浓度明显上升，过高的血药浓度易导致毒性反应的发生。

二、治疗药物监测的条件

进行治疗药物监测时，必须具备下列条件，其结果方可对患者临床安全有效用药具有指导意义。

（1）药物的治疗作用和毒性反应必须与血药浓度呈一定相关性者。

（2）较长治疗用药疗程，而非一次性或短暂性给药者。

（3）判断药物疗效指标不明显者。

（4）已有药物的药代动力学的参数、治疗浓度范围或中毒浓度靶值者。

（5）已建立了灵敏、准确和特异的血药浓度测定标准，可迅速获得结果，并可据此调整给药方案者。

三、治疗药物监测的适应证

（1）治疗指数低、毒性大的药物，即药物的治疗浓度范围狭窄，其治疗浓度与中毒浓度甚为接近者。例如，地高辛的治疗剂量与中毒剂量接近，由于患者间存在的个体差异，在常规治疗剂量应用时亦易发生毒性反应,据报道其毒性反应发生率可达35%左右，TDM的应用可明显降低其毒性反应的发生。氨基糖苷类抗生素治疗重症感染时亦可因血浓度升高而导致耳肾毒性反应的发生。属此类情况者还有抗躁狂药碳酸锂、抗癫痫药苯妥英钠等。

（2）具非线性特性药代动力学特征的药物。属此类情况者有苯妥英钠、阿司匹林、双香豆素、氨茶碱等。

（3）患有肾、肝、心和胃肠道等脏器疾病，可明显影响药物的吸收、分布、代谢和排泄的体内过程时，血药浓度变化大，需进行监测。如肾衰竭患者应用氨基糖苷类抗生素时，由于对该类药物排泄减少，药物在体内积聚、血药浓度明显升高，可使耳肾毒性发生率升高；肝功能不全者可影响自肝内代谢药物的生物转化，减少与血浆蛋白的结合；心力衰竭患者由于心输血量的降低致使肾、肝血流量均减少，影响了药物的消除；胃肠道疾病患者则可影响口服药物的吸收。

（4）有药物毒性反应发生可能，或可疑发生毒性反应者，尤其在某些药物所致的毒性反应与所治疗疾病症状相似，需判断药物过量抑或不足时，血药浓度监测更为重要。如地高辛过量或心力衰竭本身均可发生心律失常，又如苯妥英钠用于癫痫治疗时，如过量亦可发生类似癫痫样抽搐。

（5）在常用剂量下患者无治疗反应者，测定血药浓度查找原因。

（6）需长期服药，而药物又易发生毒性反应者，可在治疗开始后测定血药浓度，调整剂量，在较短时间内建立安全有效的给药方法，如卡马西平、苯妥英钠用于癫痫的发作预防时进行TDM。

（7）联合用药发生交互作用改变了药物体内过程时，如红霉素与氨茶碱同用，前者对肝酶的抑制可使后者血浓度升高而致毒性反应产生，因此需对氨茶碱血药浓度进行监测。

（8）在个别情况下确定患者是否按医嘱服药。

（9）提供治疗上的医学法律依据。

根据上述各种情况宜进行TDM者，有下列各类药物。①抗菌药物：氨基糖苷类，包括庆大霉素、妥布霉素、阿米卡星和奈替米星等；万古霉素、氯霉素、两性霉素B、氟胞嘧啶等。②抗癫痫药物：苯巴比妥、苯妥英钠、卡马西平、扑米酮、丙戊酸和乙琥胺等。③心血管系统药物：地高辛、利多卡因、洋地黄毒苷、普鲁卡因胺、普萘洛尔、奎尼丁和胺碘酮等。④呼吸系统药物：茶碱、氨茶碱等。⑤抗肿瘤药：甲氨蝶呤、环磷酰胺、氟尿嘧啶、巯嘌呤等。⑥免疫抑制剂：环孢素、他克莫司、西罗莫司、霉酚酸、麦考酚酸等。⑦抗精神病药物：碳酸锂、氯丙嗪、氯氮平、丙米嗪、阿米替林等。⑧蛋白酶抑制剂类抗病毒药：茚地那韦、沙奎那韦、利托那韦等。

四、血药浓度监测与个体化给药方案的制订

一般情况下，以血药浓度测定结果为依据，调整给药方案；也偶有以测定唾液中药物浓度为调整用药依据者，因唾液中药物浓度与血药浓度在一定范围内呈平行关系。

血药浓度测定结果可参考各类药物的治疗浓度范围。如未在治疗浓度范围内时，则可按照下述方法调整给药剂量或间期。

（一）峰-谷浓度法

以氨基糖苷类抗生素庆大霉素为例，如测定峰浓度过高，即可减少每天给药总量，

如谷浓度过高，则可延长给药间期。调整给药方案后在治程中重复测定谷、峰浓度 1～2 次，如尚未达到预期结果，则可再予调整，直至建立最适宜的个体化给药方案。

（二）药代动力学分析方法

最常用的方法有稳态一点法或重复一点法。

稳态一点法为患者连续用药达稳态后，在下一剂量给药前采血测定药物浓度（谷浓度），根据所要达到稳态药物浓度求出所需调整的给药剂量。

重复一点法采血 2 次，比稳态一点法准确性好，此方法先拟定患者初始剂量及给药间期（τ），第 1 次给药后经过 τ 后采血并测浓度 1 次（C_1），经过第 2 个剂量 τ 后采血测浓度（C_2）。

（三）Bayesian 法

当给予初始剂量后，未获得预定的治疗效果时，采集患者的稳态谷浓度，利用 Bayesian 反馈程序，估算得到患者的个体药动学参数，之后结合下一剂给药剂量和时间间隔计算血药浓度预测值，根据该预测值对给药方案进行调整。治疗药物监测中注意事项如下。

（1）必须结合临床情况拟定个体化给药方案，不能仅根据血药浓度的高低调整剂量，如结合患者的疾病诊断、年龄、肝功能、肾功能等资料，是否联合用药，取血时间及过去史等综合分析，制订合理的给药方案。

（2）必须掌握好取血标本时间，随意采血不仅毫无临床意义且可导致错误结论。对连续给药者一般应在达稳态浓度时取血，否则所得结果较实际为低。但在给予患者首剂负荷量时，可较早达稳态浓度。如药物半衰期长（如>24 小时），为避免毒性反应的发生，亦可在达稳态浓度之前先测定血药浓度，此后继续进行监测。口服或肌内注射给药时的峰浓度，取血时间可在给药后 0.5～1.0 小时；静脉给药后瞬时的血药浓度并不能反映药理作用的浓度，仅在 0.5～1.0 小时后，体内达到平衡时取血，测定结果方具有临床意义。谷浓度的取血时间均在下一次给药前。

（3）某些药物血清蛋白结合率高，在一些疾病状态下，如尿毒症、肝硬化、严重烧伤、妊娠期时，由于血浆蛋白降低，药物呈结合状态者减少，游离部分增多，后者具药理作用，如显著增高亦可致毒性反应发生。在血药浓度测定时为总含量（结合与游离之和），遇有上述病情时，需考虑游离血药浓度的影响，在调整给药方案时综合考虑。

五、治疗药物监测方法简介

用于治疗药物监测的方法必须具有灵敏度高、特异性强和快速的特点，以适应及时更改给药方案的要求，目前常用分析方法如下。①免疫分析法：包括放射免疫法、酶免疫法、荧光免疫法和化学发光微粒子免疫分析法；②色谱分析法：包括高效液相色谱法、气相色谱法和液质联用仪。这些方法各有优缺点。应根据所测药物的特殊性选择相应的分析方法。如对某些药物进行TDM时，除检测其血样中原形药物外，尚需同时检测具药理活性的代谢产物。因此，宜选择可对血样中进行多组分检测并且灵敏度和特异性高的液质联用仪分析方法。

第三节 药物不良反应及药物不良反应监测

人类在使用药物治疗疾病的同时，有出现不良反应的风险，这些反应经常被误认为潜在疾病的体征或症状。当在药物治疗过程中患者出现不明原因的症状或体征时，应考虑药物不良反应的可能性。

在医疗机构药品的处方、信息传递、药品调配、病房护士执行医嘱的过程中，也可能因为人为的错误而出现药源性损害。解决这一问题应主要着眼于管理体系的改进。

一、相关定义

药物不良反应（adverse drug reactions，ADRs），世界卫生组织定义为"为了预防、诊断和治疗疾病，或修复生理功能，药物在正常剂量使用于人的情况下发生的有害的、非意求的反应"。在我国亦称为药品不良反应。该定义中的"反应"，应理解为药物与不良事件之间的因果关联至少是有合理的可能性，亦即其间的因果关联不能排除。

这一定义范围较窄，仅限定于药物本身性质所致的有害反应。部分国家和地区对这一定义有异议，但大部分国家目前仍沿用这一传统的定义。

不良事件（adverse event，AE）："患者或临床试验受试者接受干预后出现的任何不利的医学事件，该事件并非一定与该干预有因果关系。"这一定义主要在临床试验或其他探索药物或医疗器械的安全性的研究中使用，涵盖了在研究或临床治疗时受试者经历的所有不利的医学事件。

药物不良事件（adverse drug event，ADE）："与药物相关的医学干预导致的伤害。"这一定义常在涉及用药安全问题时使用。ADE可按是否可防范而区分。ADE是医疗机构监测患者安全和提高医疗质量时使用的一个指标。在药物使用恰当，测定药物本身属性带来的风险时，ADRs的定义更为合适。

药物治疗错误（medication error，ME）："违背或偏离了当前的治疗规范或医疗管理标准，在药物治疗的处方、处方信息传递、处方调配、医嘱执行、用药效果监测等过程中发生的或有可能发生的降低患者用药的获益/损害比的行为或不作为。"此类事件可能与职业活动、医疗产品、程序和制度相关，如处方、处方传递、产品标签、包装，以及药品的命名、调剂、配方、流通、管理、教育、监测和使用。ME不一定造成伤害，引起伤害的只是ME的小部分，引起伤害的ME也属ADE的范畴，属于可防范的ADE。

二、流行病学

ADRs的发生率和严重程度因患者的特点（如年龄、性别、种族、现有的疾病、遗传、饮食及所处的空间位置）和使用的药物（如药物的类型、用药途径、疗程、剂量和生物利用度）而异。非甾体抗炎药、镇痛药、地高辛、抗凝药、利尿剂、抗微生物药、糖皮质激素、抗肿瘤药、降糖药等使用广泛的药物，ADRs的报道数目较多。中草药和非处方药也同样会发生严重不良反应。如关木通等含马兜铃酸成分的一些中草药可引起间质性肾纤维化，苯丙醇胺可引起脑卒中，且都有致死病例。

由于许多 ADRs 未被认识或未被报道，ADRs 的真实发生率难以测量。ADRs 发生率的统计也可因统计时应用的定义（包括纳入的反应的轻重程度、因果关联概率的级别）的不同而不同。国内至今尚无确切的 ADRs 在中国人口中总体发生率的调查研究。国外有一些大型研究提示门诊患者的发生率约为 20%（在同时应用 15 种以上药品的患者人群中更高），在住院患者中是 2%～7%，应用 4 种以上药品者则以指数方式升高。美国一项对 32 年来在美国完成的 39 项随机研究的荟萃分析表明：住院患者后果严重的 ADRs 的发生率为 6.7%，致死 ADRs 发生率为 0.32%。估计 ADRs 居美国主要死因的第 4 位或第 6 位。

国外对 ME 和不依从用药引起的死亡也有统计。美国曾估计 1993 年约有 7000 人因 ME 致死，且这一数字在逐年上升。如果患者遵医嘱用药，能避免至少 23% 的患者入住护理院、10% 的患者入住医院及许多不必要的门诊就诊、诊断试验及治疗。

三、分类

1977 年，Rawlins 和 Thompson 从临床角度将 ADRs 划分为 A 型和 B 型，这一分类虽然多年来仍在沿用，但已有修正。

A 型不良反应主要指药物和（或）代谢物的药理作用的外延或增强所致的反应，一般在体内药物作用位点的浓度达到正常治疗水平以上时发生，可能发生于给药剂量对于患者个体过大时、药物处置受累时（药动学原因）或药物靶器官对于所给药物浓度过于敏感时（药效学原因）。药物本身治疗浓度范围狭窄或者受体特异性差及受体在体内分布广，就容易出现 A 型反应。

A 型反应常随着药物在体内的蓄积逐渐显露，通常可以预测，因此在许多情况下可以防范。

B 型不良反应一般属患者依赖性，即与药物的药理性质没有明显的相关性。变态反应即通常所称的超敏反应，是其中主要的一类反应。大多数药物都是低于 1000 Da 的小分子，并不是变应原，但有的药物、药物的代谢物或是药剂中的杂质与机体蛋白结合为复合物，可直接或是通过激活免疫过程而引起变态反应。B 型反应在药物剂量极低的情况下也可出现，较难预防，患者往往有暴露史。B型反应的后果较为严重，甚至可致死。

1992年，Grahame-Smith和Aronson将ADRs的分类扩展到C型和D型。C型反应指药物长期的作用使人体出现的反应，包括适应性的改变（如药物耐受性）、撤药作用（也称反跳作用）。D型反应则指滞后的反应，包括致癌作用或与生殖相关的作用。这一以发生时间和机制的特点扩展的分类覆盖了以往未被充分重视的ADRs。

四、机制及病因学

发生ADRs既有药物方面的因素，又有患者本身的因素和环境的因素。这些因素（变量）的互相渗透、此消彼长，导致药物反应的变化。

（一）药物为主的原因

治疗指数低（治疗剂量与中毒剂量接近）的药物容易引发ADRs，如抗凝药、降糖药、某些降血压药、细胞毒性药、皮质激素、非甾体抗炎药和地高辛。

药物与受体的结合是一种分子识别过程，同一药物可能有一种或多种不同类型的受体（如乙酰胆碱有烟碱型和毒蕈型两种受体），而同一药物与不同受体结合会产生不同的细胞反应，如肾上腺素作用于皮肤黏膜血管上的α受体使血管平滑肌收缩，作用于支气管平滑肌上的β受体则使其舒张；乙酰胆碱可以使骨骼肌兴奋，但对心肌则是抑制的。药物与受体结合的特异性越弱，可结合的各种类型的受体越多，以及药物受体在体内器官组织中的分布越广，越是容易出现非治疗所需的反应。

除上述药理学的因素外，ADRs的发生也受到药剂学的影响。有些治疗指数低的药物（如苯妥英和地高辛）由于制剂工艺变化，提高了生物利用度，可导致出现A型反应。制剂工艺还可能引起局部不良反应，国外曾发生吲哚美辛的某种制剂引发小肠穿孔，大剂量胰酶补充剂引发结肠狭窄。有些药品中表面活性剂、防腐剂、矫味剂、着色剂、赋形剂等辅料占药品重量的90%，有的ADRs也与此类辅料的使用相关。

（二）患者为主的原因

1.患者的生理病理状态

患者的生理病理状态既可影响药物在体内的处置，又可引起受体数目和功能的改变，从而影响药物使用的安全性和有效性。

（1）肾病：正常情况下成人的肾小球滤过率（GFR）约为120 mL/min，如果肾衰竭，GFR急剧下降。此时以肾小球滤过为重要排泄途径的药物如地高辛、氨基糖苷类抗生素、锂、卡托普利、保钾利尿剂等，使用时如不相应减少剂量就可能在体内蓄积，导致A型不良反应。

（2）肝病：虽然皮肤、肠道、肺、肾和白细胞也有一定的代谢能力，但以肝脏代谢最为重要。分子量大的药物，如利福平、夫西地酸等，通过结合反应可在胆汁中排泄。梗阻性黄疸时肠肝循环受到损害，此类药物就可在胆汁中积累。肝病时，不仅是肝脏的代谢活性受到影响，而且由于门静脉高压，进入肝内的血流减少，导致通过肝脏首过代谢的药物的比例也降低。

严重肝脏疾病时肝脏减少了提取抑制神经功能的物质，可引发脑病。急性或慢性肝病时，维生素K依赖性凝血因子的生成减少，造成出血风险增加。华法林在肝病时清除率降低，加上上述作用更可增加华法林出血的风险。

（3）心脏衰竭：心力衰竭时，心输血量减少，肝血流量相应减少，导致某些药物（如利多卡因）清除减少。此外，左心室衰竭引起的右心衰竭（双心室或充血性心力衰竭）可导致静脉压力升高，肝脏充血增加、肝功能紊乱，发展至严重的黄疸。

（4）感染：出现炎症时，CYP1A2底物（氯氮平、咖啡因、茶碱、他克林、某些三环类抗抑郁药、佐米曲坦等）的血浆浓度可发生变化。呼吸道感染，如肺炎时也有类似情况出现。其机制可能是细胞因子（如白介素-6）抑制了CYP1A2的活性。动物试验提示在败血症或内毒素引起的炎症后，各种CYP450酶的活性都下降。也有认为急性期蛋白质反应物α-酸性蛋白结合的增加，导致CYP1A2底物浓度的增加和分布容积的降低。

除上述对药动学的影响外，患者的生理病理状态也可影响药效学。一般情况下，药物通过作用于靶蛋白，如受体、酶，以及参与信号传递、细胞周期调控和其他细胞生物学过程的蛋白，而发挥效应。疾病可引起受体数目和功能的改变，这种改变既可发生于病变状态的组织和器官，也可发生于其他组织和器官，可以影响药物使用的有效性，甚至出现危害机体生命的活动。

（5）受体数目改变：药物受体的类型、数目及内源性配体浓度、活性在病理状态下可发生变化，影响药物的效应，有的可引起不良反应。如高血压患者的β受体长期暴露于高浓度儿茶酚胺递质中，致使受体数目下调。β受体阻滞剂的长期治疗又可上调β受体的数目，突然撤除β受体阻滞剂会导致严重的高血压和心动过速。而可乐定下调α_2受体，迅速撤用可乐定会产生高血压危象。

（6）受体敏感性改变：肝脏、肾脏等重要脏器器官病变时，影响机体代谢、内环境及血液循环，会使机体组织的药物受体敏感性发生改变，影响药物的效应。如肾衰竭时，体液调节产生混乱。

如果患者血容量减少，对α受体阻滞剂、血管紧张素转换酶抑制剂和血管紧张素Ⅱ受体阻滞剂等抗高血压药物就更为敏感。尿毒症时，电解质和酸碱平衡紊乱，导致机体内各种生物膜的电位及平衡机制发生改变，机体对药物的敏感性出现变化：血-脑屏障有效性降低，中枢神经系统对镇静药、催眠药和阿片类药物更为敏感；凝血机制变化，机体对抗凝药更敏感，使用阿司匹林和非甾体抗炎药更易引起胃肠道出血。

（7）受体后效应机制改变：病理因素可抑制强心苷受体后效应机制。强心苷与其受体Na^+-K^+-ATP酶结合过程中，受体的α亚单位的构象发生改变，使酶活性下降，引发受体后效应——细胞内Na^+量增多，K^+量减少，接着通过Na^+-Ca^{2+}双向交换机制使细胞内Ca^{2+}浓度增高，从而出现正性肌力作用。而多种病症引发心力衰竭后，由于心肌缺氧和存在能量代谢障碍，抑制或损害了Na^+-K^+-ATP酶后效应机制，应用强心苷不但效果差，且易引发毒性反应。

2.患者的遗传因素

遗传突变会引起药物药动学、药效学的变化和机体免疫功能的变化，主要原因是编码药物代谢酶、受体和药物转运蛋白等基因的遗传多态性及免疫分子的基因多态性。

（1）影响药物转运：药物口服后在肠道吸收，排泄入胆汁和尿，向大脑及睾丸、胎盘、肿瘤组织等作用部位的分布等过程中，药物转运蛋白均起了重要的作用。P-糖蛋白（P-glycoprotein，P-gp）是主要的药物转运蛋白。编码 P-gp 的多药耐药基因具有多态性，不同种族应用作为 P-gp 底物的药物时，药物反应可有较大差异。有机阴离子转运多肽（OATP）1B1 基因的变化可减少他汀类药物的肝摄取，从而增加他汀类药物引起肌病的风险。

（2）影响与血浆蛋白结合：与药物结合的血浆蛋白的遗传多态性可改变药物的血浆蛋白结合率，影响游离药物的浓度和药物分布，以及作用的时间和强度。α-酸性蛋白（orosomucoid，ORM）能与许多药物，特别是碱性药物结合。α-酸性蛋白分别由 ORM1 和 ORM2 两个基因位点编码。人群中 ORM1 位点的多态性，使得一些药物与不同基因个体的血浆蛋白结合率有差异。如口服奎尼丁后，ORM1F1 表型个体未结合的奎尼丁的血浆浓度比 ORM1S 和 ORM1F1S 个体均高，导致游离药物的比例高出后者的 2 倍。

（3）影响药物代谢酶：大多数药物代谢酶具有遗传多态性。个体的基因性质对药物代谢酶的活性起决定性的影响，基因中活性等位基因的数量很大程度上决定了产生的酶的数量。药物代谢酶的多态性可通过引起作为其底物的药物的药理学作用增强或延长及增强药物相互作用，继而引发或加重不良反应。

如在细胞色素 P450 超家族（CYPs）中，CYP2D6 和 CYP2C19 等在人群中的活性呈多态性分布。已发现了 4 种类型的药物代谢酶，即"弱代谢者""中间代谢者""强代谢者""超强代谢者"。"弱代谢者"可使血药浓度升高而出现毒性。

（4）影响药物靶位：受体、酶以及参与信号传递、细胞周期调控和其他细胞生物学过程的蛋白等药物作用的靶蛋白，是相应基因表达的产物。许多编码这些靶蛋白的基因具有多态性，使个体的药物靶蛋白尤其是受体的数量、结构、功能等方面存在差异，进而改变了药物的效应。例如，如果遗传多态性增加了药物靶位酶的活性，抑制该酶所需要的药物的数量就需多于抑制具有正常活性酶的药物数量，如仍用常规剂量就有可能产生 A 型不良反应。

（5）影响机体免疫功能：肿瘤坏死因子（TNF）、人类白细胞抗原（HLA）和主要组织相容性复合体（MHC）、趋化因子受体（CCR）、白细胞介素-2（IL-2）等免疫分子均具有基因多态性，可影响机体的免疫功能和药物的作用。如青霉胺引起肾毒性的风险在 HLA-B8 和 HLA-DR3 的患者中增加，而 HLA-DR7 则可能有保护作用；青霉胺引起皮肤反应的风险与 HLA-DRw6 相关，血小板减少的风险与 HLA-DR4 相关。在 HLA-DR4 的患者中，肼屈嗪（肼苯哒嗪）引起狼疮样综合征的风险更大；HIV-1 逆转录酶抑制剂阿巴卡韦引起超敏反应的风险与 HLA-B*5701、HLA-DR7 和 HLA-DQ3 相关。

亚洲人种使用卡马西平、苯妥英引起 Stevens-Johnson 综合征、中毒性表皮坏死等严重的皮肤反应的发生率要高出高加索人种 10 倍，与亚洲人种含 HLA-B*1502 比例高相关。

五、危险因素

（一）年龄因素

新生儿与老年人较易发生 ADRs。

1.新生儿

即使是健康的足月新生儿，由于涉及药动学的功能尚未成熟，易于发生 ADRs。早产儿更易发生。

新生儿体脂较少，体液较多，可改变脂溶性或水溶性药物的分布容积。新生儿血浆蛋白和 $α_1$ 酸糖蛋白（AAG）的浓度低，可导致血浆蛋白结合亲和力的降低和与游离脂肪酸和胆红素竞争结合的增加。这些都可导致药物半衰期的延长。

新生儿肝脏酶系并未发育完全，药物在肝脏的代谢可能因此降低，所以也易出现相关的不良反应。氯霉素所致的"灰婴"综合征就是一例。药物代谢合成反应最常见的是葡萄糖醛酸结合反应，使大多数药物更易溶解，易于通过肾脏排泄。新生儿葡萄糖醛酸转化较慢，因而有时会导致严重不良反应。

新生儿的 GFR 约为正常成人的 40%。这就使地高辛和庆大霉素等药物的排泄延迟。婴儿也由于 GFR 下降，经肾消除的药物或其代谢物的排泄变慢，血浆半衰期延长，易发生 A 型反应。

新生儿，特别是早产儿，血-脑屏障尚未发育完全，对于阿片类、锂等精神活性药物特别敏感。

2.老年人

ADRs 在老年人中发生率可能更高，程度也更严重。

年龄因素分类：①基本的（生理）年龄因素；②次要的（病理）年龄因素；③第三位的（心理）年龄因素。基本的因素包括随着年龄的增长，代谢过程减慢，脑重量、神经元密度、脑血流量均下降，自身调节能力降低，血-脑屏障穿过能力增加。次要的因素包括老年人更倾向于患多种疾病。第三位因素包括心理应激对活动、营养及其他自我处理方面的作用。所有这三种年龄因素都会影响药物反应。使用作用于中枢神经系统（CNS）的药物后发生 ADRs 的风险与生理年龄相关。人体对应激反应能力（贮备能力）的降低导致维持内环境稳定能力的降低，影响平衡（如 CNS 镇静药）、调节体温（如吩噻嗪类）、肠与膀胱功能（如抗胆碱药）和血压（如血管扩张剂）的药物均可在正常成人剂量时引起不良反应。

随着年龄的增长，药动学和药效学都会出现相应变化。血浆白蛋白随着年龄的增长而降低，药物进入体内后与血浆蛋白结合减少，游离药物浓度增加，使药效增强。随着年龄的增长，肝脏体积缩小和肝血流量减少，肝脏通过 CYPs 代谢的能力可降低 30% 以上。于是，通过这一体系代谢的药物半衰期延长，在老年人的体内浓度会更高，出现 A 型不良反应的可能性也更大。随着年龄的增长，GFR 下降，主要经肾消除的药物或其代谢物的排泄变慢，血浆半衰期延长，也易发生 A 型反应。

（二）性别因素

女性比男性更易发生 ADRs。可能是药动学的因素（女性一般体重较轻，器官较小，体脂比例高，GFR 较低，胃运动较慢）和性激素的影响。女性普萘洛尔血浆浓度可高出男性 2 倍。雄激素与雌激素对 QT 间期均有影响，而女性更易出现尖端扭转型室速。

（三）环境因素

1. 吸烟

吸烟诱导 CYP1A2，亦即吸烟者比不吸烟者的 CYP1A2 底物的血浆浓度低。导致这一作用的是焦油。吸烟对葡醛酸化也有轻微的诱导作用。环境因素与遗传因素既能产生协同作用，也可引起拮抗作用。CYP1A2 的诱导性可能也受到基因多态性的影响。

服用主要由 CYP1A2 代谢的氯氮平、奥氮平、他克林或茶碱的患者如戒烟，可引起药物中毒，出现癫痫发作、极度镇静、心脏问题和精神问题。

2. 食物

葡萄柚汁与多种口服药物可发生相互作用，特别是与辛伐他汀、阿托伐他汀、洛伐他汀等 HMG-CoA 还原酶抑制剂，可导致横纹肌溶解等严重的不良反应。一些抗高血压药物如与葡萄柚汁同时服用，也有较高发生 ADRs 的风险，如葡萄柚汁与非洛地平与硝苯地平同用可导致血管过度扩张。主要的机制是葡萄柚中呋喃香豆素的成分抑制了小肠 CYP3A4 的代谢途径，以及黄酮类成分与 P-gp 及吸收转运蛋白［如有机阴离子转运多肽（OATPs）］的相互作用。

（四）使用多种药物

药物相互作用是引起 ADRs 的重要原因。有人统计患者每次住院平均大约使用 10 种不同的药物。患者的病情越重，所给的药物越多，发生药物相互作用的概率也越高。住院患者所给药物＜6 种时，不良反应发生的概率约为 5%，但当＞15 种时，不良反应发生的概率就会＞40%。

六、诊断

ADRs 相关的生化指标与许多原发性疾病可以很相似，特异性的组织学依据也很少。

由于直接的证据难以获取，间接的证据对于发现 ADRs 就很重要。

（一）前后顺序

用药在前，反应出现在后是反应为药物引起的必要因素。开始用药至出现反应之间的间隔时间的合理性也应充分考虑：①A 型反应通常在药物蓄积的情况下发生，因此 ADRs 达到最严重的程度通常需要药物的 5 个半衰期。②B 型反应通常是免疫性质的反应，所以有时有长达 5 天的诱导期。大多数都在最初用药后的 12 周内发生。

药源性的粒细胞缺乏症可在最初用药后的 2 周或 2 周以上发生，因此可能在停药以后出现。药源性黄疸往往在药物（如阿莫西林/克拉维酸钾、氟氯西林）短期治疗后发生，症状出现时可能已经停药。有些 B 型反应（氟烷引起的黄疸）在再次使用时比前一次反应出现得更为迅速。

（二）去激发

药物减量或停用后反应好转，提示不用药或少用药，反应可能就不会发生。

（三）再激发

药物停用反应消散后，再次用药，反应再次发生。进一步提示不用药反应就不会发生，因果关系的指征极强。但因伦理问题，一般不应进行这种再激发试验。

（四）排除其他原因

不存在其他原因也是一项判别指标，但前提是积极地寻找有关信息而不是坐等着排除，没有发现不等于不存在。不存在这方面的报道不等于不存在这方面的事实。但即使存在其他原因，也不能完全肯定不是药物的原因，关键是要看不用药时反应是否就不会出现。

（五）符合生物学原理

如果反应本身符合药物与机体相互作用的机制，那么反应是由药物引起的概率更大，但是如果不符合已知的机制，并不能因此排除之间存在因果关系，真实世界的探索永无止境。

根据对上述这些间接证据的掌握情况，可将 ADRs 的因果关系按概率大小判别为肯定、很可能、可能、不大可能等级别。

七、处理与预防

（一）处理

A 型反应一般需要减量使用所涉及药物，如果反应严重，也可能需要停用。

对于 B 型反应，必须立即停用所疑药物，可邀请专科会诊。有时必须给予支持治疗，特别是对过敏性反应和过敏样反应。有时可用皮质激素来抑制炎症或潜在的纤维化进展。

为避免药理效应叠加导致的 A 型反应，应尽可能避免多药同用，避免药物相互作用。

开始时小剂量，逐渐增加剂量有助于避免不良反应。人体对药物的反应存在很大的变异。有的药物，如华法林和肝素的使用，必须根据患者的情况量身定制。

（二）预防

1. 临床监测和防范

许多发生 B 型反应的患者之前使用同一药物或同类药物时曾经发生过反应。因此，在患者的住院病历首页或门诊病历首页应清晰地记录曾引起不良反应的药物。医疗机构应该对临床用药后出现的不良反应进行调查、登记和分析，进一步认识药品的获益/风险比，防范或使 ADRs 最小化。我国许多医院还建立了信息管理系统，应用电脑记录患者既往 ADRs 的发生情况，并在医师处方有关药物时作提示，有效地减少了不良反应的发生。

2. 血药浓度监测

监测血浆中的药物浓度对于避免某些 ADRs 有一定价值。理想的监测方法是测定药物的效应（如口服抗凝治疗）。在缺乏药效学的测定手段时，测定血浆的药物浓度（即 TDM，治疗药物监测）可作为有效性和安全性的标记。

酸性糖蛋白（AAG）是一种急性时相反应蛋白，与利多卡因、丙吡胺、奎尼丁、维拉帕米等许多药物有很强的结合力，测定血浆 AAG 的浓度后可借此计算某些化合物的游离浓度。然而，在急性心肌梗死、手术、创伤、烧伤或风湿性关节炎等炎症时，AAG 可升高，此时根据全血的浓度进行判断会高估游离的药物浓度。而对新生儿、肾病综合征和严重肝病患者，AAG 可下降，又可造成低估游离药物浓度。

3.药物基因组学测试

药物基因组学将基因组技术，如基因测序、统计遗传学、基因表达分析等用于药物的合理应用。基因检测等技术的发展为鉴定遗传变异对药物作用的影响提供了客观条件，以可用凝胶电泳、聚合酶链反应、等位基因特异性扩增、荧光染色高通量基因检测等技术来检测一些与药物作用的靶点或与控制药物处置相关的基因变异。此外，DNA 阵列技术、高通量筛选系统及生物信息学等的发展，也为药物基因组学研究提供了多种手段和思路。

目前，药物基因组学通过对患者的基因检测，如对一些疾病相关基因的单核苷酸多态性（SNP）检测，进而对特定药物具有敏感性或抵抗性的患者群的 SNP 差异检测，从而可以从基因的角度指导临床进行个体化药物治疗，使患者既能获得最佳治疗效果，又能避免 ADRs，以达到精准医疗的目的。

八、药物不良反应监测

药物在获准上市时，仅在数量有限的受试者中进行过试验。受试者一般又经过挑选，疾病较单一，受试时间相对较短，一般也不涉及老年、妊娠、哺乳和儿童患者。在药物获准上市时还很难获知发生率低、诱导期长、与其他因素相互作用引起及仅在患者亚群中发生的不良反应。于是，为了及时、有效控制药品风险，药品不良反应监测应运而生。这是一项以药品不良反应为目标的公共卫生项目，由一整套持续地、系统性地收集、归整、分析和阐释药品对人体的危害方面的数据（包括相关的志愿报告、电子医疗记录和实验室记录等）并及时向所有应该知道的人（监管部门、医务人员和/或公众）反馈的过程组成。其目的是认识药品安全问题的分布特征和变化趋势，鉴别、评价、认识和交流药品非预期的有害作用，进一步认识药品的获益-风险的属性，防范或使药品的有害作用最小化。1968 年世界卫生组织（WHO）要求各参加国及时将收集到的个例安全性报告（individual case safety reports，ICSRs）汇总至 WHO 国际药物监测合作中心（乌普萨拉中心）进行分析。我国在 1998 年 4 月正式成为该项目的成员国。至 2016 年 5 月，124 个国家已正式参加了该项目，29 个国家正在准备参加。乌普萨拉监测中心数据库至 2015 年 12 月已积累了 1300 万份报告。我国收集的报告数目历年来不断上升，2015 年我国共收到药品不良反应/事件报告 139.8 万份，每百万人口平均报告数为 1044 份，在数目上已名列世界前茅。

该监测系统的基础是医务人员在临床发现了可疑的 ADRs 后，志愿向有关部门报告。优点：①覆盖了所有的药物、处方者、配方者和患者；②编织了一张最大可能的捕捉药物安全信号的网；③能持续不停地监测；④可以发现非预期的药品不良反应的信号，产生药物安全性问题的假设；⑤可从中发现一些药品生产缺陷、药物治疗错误（ME）等直接的人为错误导致的安全问题。

然而这样的以志愿报告方式（spontaneous reporting system，SRS）的监测毕竟是被动的监测，难免存在诸多局限性：①很可能出现确认不足（未能认识到是药物引起的）或者确认过度（错误地归因于药物）的问题；②对 ADRs 的认识易受外部的因素，比如医学刊物、"药品不良反应通报"、媒体对药物安全问题的讨论等的影响；③对 C 型反应无能为力，一般无法发现诱导期长的不良反应；④对那些与常见疾病的症状相似的不良反应，产生信号的可能性很有限；⑤低报及报告有偏倚（报告者受利益倾向及各种管理因素的影响，有选择地报告）的可能；⑥不能进行量的测定（报告率不稳定，难于在药物之间进行比较）；⑦对用药人群的数量与特点无法准确估计；⑧各国乃至各区域在报告的组织、报告率、报告的完整性、报告人员的业务能力等方面差异大；⑨各方应用的定义及诊断标准不一致，导致报告的价值下降。因此，目前已认识到被动的监测只能产生安全问题的信号（某药品与某反应有联系），既不能对重点关注的具体药品与反应的联系进行信号提纯，更不能用来对高度怀疑的药品与反应的联系作信号评价。解读以此方式得到的信号时，必须慎之又慎。

鉴于此，近年各国都在发展主动监测的方法，如进行定/哨点监测、药物事件监测及登记等,通过事前设定的程序,寻求更主动、更全面、更完整地发现和确认药物安全性的问题。

其中定/哨点监测以定点医疗机构常规收集的电子医疗信息为基础,主要进行安全问题信号的提纯,包括在第一时间应用标准化的方法与工具,评估积累的医疗产品的使用经验及对收集的数据前瞻性连续性地监测。此外,定点监测还可应用于信号评价,评估医疗用品与不良反应的关联有否可能是因果性质,调查剂量-效应、疗程-效应,以及风险在个体之间的变异等问题。药品监管部门还能通过定点监测,快速评估医疗用品安全监管的效应,评价新的黑框警告等新的管理活动对处方和健康结局的影响。

九、总结

药物治疗时,诸多因素可引起ADRs。一些药物(如细胞毒性药、降压药、非甾体抗炎药、降糖药、口服抗凝药)在一些人群(如虚弱的老人、心力衰竭、肝肾疾病的患者)中使用时发生ADRs的风险较高。由于ADRs往往与疾病的症状相似,且很少有与药物相关的特异性的直接证据,也很少有特异性和敏感性均佳的体外试验的方法,再激发试验也因为可能导致严重反应及伦理上的原因而不能实施。因此,ADRs的诊断不得不根据用药和ADRs发生的时间顺序,剂量的改变或停药的反应,排除其他原因及有否生物学的合理性来作判断。

凭借基本的药理学原则及对药物和剂量的慎重选择,很多ADRs可以避免。当发生可疑的ADRs时,向管理部门报告有助于管理部门鉴别风险、交流药物获益/风险的信息,从而有助于保护其他人,避免类似ADRs的发生。

第二章 药物相互作用

许多患者常常需要同时接受多种药物治疗，尤其老年患者，一般4种至5种，甚至10多种。其原因为临床对某些疾病的治疗，如心血管疾病、糖尿病、感染性疾病、肿瘤等需要多种药物合用；有些患者身患多种疾病或有多种症状，每种疾病或症状需要一种或多种药物治疗；亦可能同时接受几个专科医师的药物治疗；甚至有些患者自己加用一种或多种药物。多种药物合用可能对治疗有益，但合并用药可能导致相互反应，使其中一种或几种药物疗效降低甚至毒性增加。统计资料表明，合并用药种类愈多，发生不良反应的可能性愈大。

药物相互作用（Drug Interaction）是指同时或先后间隔一定时间使用两种或两种以上药物致使药效、毒性发生变化。包括药剂学相互作用（Drug Interaction for Pharmaceutics）、药物动力学相互作用（Interaction for Pharmacokinetics）和药效动力学相互作用（Drug Interaction for Pharmacodynamics）。药剂学相互作用系指体外的配合变化如pH的改变，产生浑浊、沉淀、氧化变色等；药物动力学相互作用系指一种药物的吸收、分布、代谢和排泄为其他药物所改变；药效动力学相互作用系指一种药物直接改变另一种药物作用，如一种药物加强其他药物功能，称为"兴奋"，而减弱其他药物功能，则称为"抑制"。

第一节 药剂学相互作用

药剂学相互作用，又称给药前的药物相互作用或体外药物相互作用，即配伍变化。通常分为物理变化和化学变化，也有人分为可见的相互作用和不可见的相互作用。两种以上药物配伍时，尤其是注射液，由于药物相互作用可使效应增强、减弱、丧失，甚至产生毒性反应。发生配伍禁忌时可呈现浑浊、沉淀、变色或产生气泡等现象，还可能出现不易被觉察的物理化学改变，如微粒增加等。

发生此种配伍变化的主要原因有：①药物间的酸碱度（pH）不同；②阳离子活性药物与阴离子活性药物的配伍所致；③由于过度控释影响助溶剂或稳定剂而改变药物的溶解度，导致药物分解或析出沉淀；④由于药物被氧化或还原；⑤由于药物的溶解状态或溶胶状态被破坏。

一、物理性配伍变化

在药物合用时，由于药物的物理性质变化，影响了药物的配制及应用。如氢化可的松注射液（乙醇溶液）与氯化钾注射液（水溶液）混合时，可析出氢化可的松沉淀；磺胺嘧啶钠注射液与葡萄糖注射液混合，可析出磺胺嘧啶的沉淀。其原因是溶媒改变或pH改变，从而析出沉淀。

二、化学性配伍变化

药物合用时，发生化学变化，如氧化、还原、复分解或水解等，而产生浑浊、沉淀、气体、变色等外观变化或外观上不易觉察的"潜在性变化"，其药物性质或作用已发生改变，从而影响药理作用，甚至产生不良反应。如氯化钙注射液与碳酸氢钠注射液混合时，可产生难溶性钙盐的沉淀；庆大霉素与青霉素类混合后放置时间过长，庆大霉素的活力显著地被青霉素降低；氨苄西林与氢化可的松直接配伍，溶液虽澄明，但其含量下降而减效。

药物在给药部位彼此之间产生理化性直接作用。例如羧苄西林与庆大霉素都具有抗绿脓杆菌感染的效果，但如果在同一途径给予则降低其活性。庆大霉素、萘替米星、妥布霉素、西索米星、卡那霉素与羧苄西林、替卡西林、阿洛西林、哌拉西林、美洛西林在输液中配伍可发生化学反应，使前者活性降低。四环素族抗生素与含钙、镁、铝等药物配伍可形成络合物而降低疗效。另外，鱼精蛋白能有效地用于肝素过量中毒的解救，却是利用了它们之间相互作用的结果。

三、药物与赋形剂的相互作用

药物制剂中除活性药物外总是含有多种附加成分,这些附加成分叫作赋形剂或药剂的辅料。其功能是使药物易于变成一种稳定的、均质的、美观的并具有符合要求的生物利用度和释放度的制剂。这些药物赋形剂(如气雾剂的抛射剂、抗氧剂、黏合剂、着色剂、崩解剂、填料、矫味剂、润滑剂、防腐剂、增溶剂、溶媒、表面活性剂、助悬剂、增甜剂、增稠剂等)实际上已成为多数口服剂型的成分。

过去人们认为,赋形剂与活性药物相反,是惰性的、无药理活性且无毒性的物质。但现代合成的赋形剂不一定是无活性的,它们可能有毒性,且有参与影响活性药物生物利用度的作用。将苯妥英钠胶囊中的填料硫酸钙改为乳糖,从而提高了苯妥英钠的溶出速率,增加其生物利用度和毒性,而造成苯妥英钠的中毒;对氨基水杨酸钠片剂颗粒中因含有皂土而造成减弱利福平的肠吸收,抗结核疗效下降;由于地高辛颗粒变小而使其生物利用度提高,造成原先病情稳定的患者发生洋地黄中毒。这些均说明了赋形剂可影响活性药物的生物利用度。

四、药物与容器的相互作用

静脉输液装置可以吸附药物,特别是塑料(聚乙烯)静脉输液容器(一次性输液器)、注射器、输液传导装置、滤过器及其他附加装置。例如,胺碘酮、地西泮、胰岛素、盐酸利多卡因等药物被吸附后,药效明显降低。尤其是含量很低的药物,被吸附后已不再有治疗作用。药物与玻璃瓶的相互作用,以及输液管道中的醋酸纤维滤过器与药物的相互作用,均有研究报道。

五、配伍变化的处理方法

为避免混合用药产生不良反应,最好能根据注射剂所含主药的化学性质进行预测。一般有机化合物按其化学结构可分为:①阳离子性药物,如生物碱类、碱性染料类、碱性抗生素、抗组胺药、抗疟药、局部麻醉药等的各种盐类,它们的有效部分都是阳离子;②阴离子药物,如各种有机酸类、磺胺类、巴比妥类、青霉素 G 等的盐类,它们的有效部分都是阴离子;③非离解性药物,如葡萄糖、醇类、酯类等在水中难解离的药物。一般阳离子或阴离子性药物都可与非离解性药物配合,而阴离子和阳离子药相互配合时,就可能发生变化,析出难溶于水的沉淀,或生成复合物而改变其疗效。在临床合并用药的原则是:除非了解药物在物理、化学上可以配伍,否则不应将药液相混合。

六、输液配制的配伍变化

通常在用药治疗中,往往将一种或多种药物添加到静脉输液中,再进行输注,同样存在着许多配伍变化,给临床用药带来危害。为防止这种危害,在输液过程中,一般不提倡加入药物,尤其不宜加入多种药物。如需要联合用药,最好经另一输液管道,或第一组药液输完后再加另一组药物。一些等渗溶液一般不会引起体液和电解质的变化,但当加入大量其他药物时将破坏其等渗性,很可能引起不良反应。因此,含电解质、氨基酸或乳剂的药物,一般不宜加入其他药物,以避免电解质平衡紊乱影响其他药物的吸收分布。为减少体外药物相互作用的发生,临床用药应注意下列几点:①两种药物混合时,一次只加一种药物到输液瓶中,待混合均匀后液体外观无异常改变再加入另一种药物;②两种浓度不同的药物配伍时,应先加浓度高的药液到输液瓶中,后加浓度低的药物,以减少发生反应的速度;③有色药液应最后加入输液中,以避免输液瓶中有细小沉淀不易被发现;④配伍的药液,应在病情允许的基础上尽快应用,以减少药物相互作用发生不良反应的时间;⑤根据药物性质选择溶媒,避免发生理化反应。

为了避免输液配制发生配伍禁忌,应注意以下几点:①混合注射或混合输液的药物种数越多,配伍禁忌发生的概率越大;②在搞不清输液对某药的影响时,可将该药分别应用;③药物混合后至使用时间的间隙越长,发生配伍变化的可能性越大。如果配伍变化情况不清,可将药液混合后仔细观察15分钟,确认无变化时,方可输入。但也有极少数例外,如硫喷妥钠与琥珀胆碱混合后,当即缓慢注射对药效无大影响,放置后则琥珀胆碱水解失效而不能再用。

第二节　药物动力学的相互作用

一种药物的吸收、分布、代谢和排泄速率等常可受合用的其他药物的影响而有所改变，从而使体内药量或血药浓度增减导致药效增强或降低，即药物动力学的相互作用。

一、改变药物吸收

（一）改变消化道功能

纳入的内容物自胃向肠排空速率及消化管内菌丛代谢是胃消化管的两个主要功能，显著影响胃肠固有运动或菌丛均衡生长的药物能改变其他药物吸收速度和吸收量，即药物的生物利用度发生变化。

1.改变胃肠固有运动

胃排空时间（胃空速率）随胃的固有运动强度变化，显然，在胃迅速吸收的药物，通过减慢胃空速率，延长胃滞留时间，有利于增加吸收。如果药物在肠吸收较快，加快胃空速率，使其迅速到达肠吸收部位，也有促进吸收的作用。

吸收不完全的药物如地高辛、四环素族，通过消化管越快，吸收量越少。增加胃空速率的药物如甲氧氯普胺（胃复安）使地高辛吸收减少；而降低胃空速率药丙胺太林（普鲁本辛）则增加地高辛吸收。核黄素与丙胺太林并用也有同样现象。

可待因、吗啡及其他阿片镇痛剂、神经节阻断药等均能松弛胃肠肌和抑制胃排空，都能影响其他药物的吸收。

2.改变肠道菌丛

由于长期口服抗生素，可引起肠道菌丛失调和灭活，可能改变患者对药物的敏感性。若肠道中合成维生素K的细菌被抑制，给予口服抗凝剂可能引起出血。由于使用抗生素，使肠道菌丛抑制，依靠肠道菌丛代谢减毒的药物如甲氨蝶呤，代谢受阻，其毒性就明显增加。

（二）改变消化管内环境

药物相互作用引起药物的理化性质或消化管环境改变而影响某些药物吸收。

1.改变 pH

消化管内环境影响某些弱酸弱碱性药物的解离度、溶解度以及稳定性，从而影响药物吸收速度和吸收量。大多数药物为弱电解质（弱酸或弱碱），一般非解离型（分子型）脂溶性大，最容易通过消化管上皮细胞脂质膜；解离型（离子型）为水溶性，则难以吸收。如阿司匹林、水杨酸、司可巴比妥等，在酸性 pH 时吸收增加，若与抗酸剂合用，吸收减少。碱性药物当 pH 升高时，分子型增加，如麻黄素、奎宁等与抗酸剂合用，吸收增加。

但也有例外，如苯巴比妥为弱酸，虽在胃酸性 pH 条件下很少解离，但并不吸收，因为它不溶于脂。双香豆素为弱酸，并不溶于胃酸，因而不能被黏膜吸收。咖啡因等弱碱性药物，在胃酸中甚至在稀盐酸中亦不解离，它们在胃中仍然易于吸收。

2.络合作用

通过与二价（Mg^{2+}、Ca^{2+}等）和三价（Al^{3+}、Bi^{3+}等）金属离子络合作用，可以明显影响四环素族抗生素的吸收。因此，当这类抗生素与抗酸剂（氢氧化铝、碳酸钙、镁乳及含有这些成分的复方制剂）及含钙丰富的乳类食品同服时吸收大大减少，以致达不到最低有效浓度而使治疗失败。

为了形成持续释放或延长作用时间的长效制剂，制剂工艺上有意识地制成络合物。如拟交感胺药与鞣酸等都是典型的例子。此外，形成高度脂溶的、易于吸收和转运的复合物，有利于增强药物活性、缩短期限和开始作用时间。

3.溶解作用

口服固体药物，必须释放、溶解于消化管液中，才能被有效地吸收。药物相互作用可能阻止或加速释放速率和溶解速率，从而使药物失效或增加疗效和毒性。表面活性剂在低浓度时可使药物颗粒湿润而增加溶解速率。如安体舒通加入吐温-80，使吸收增加；头孢菌素Ⅰ在胃肠道吸收较少，如果合用月桂醇硫酸钠可使吸收显著增加。但是，当加入的表面活性剂达到临界浓度（CMC）以上时，由于药物被包摄于表面活性剂胶团里面，反而使药物游离浓度降低，吸收减少。

4. 扩散作用

高分子化合物羧甲基纤维素、明胶、聚乙二醇等常用作药物的助悬剂，由于黏度增加，影响药物向消化管吸收部位的扩散作用，延长胃空速率，可能影响某些药物的吸收。如羧甲基纤维素钠、明胶降低水合氯醛的吸收，聚乙二醇-4000 使苯巴比妥吸收减少。

5. 改变渗透压

增加消化管的渗透压，可以抵消透膜吸收的渗透梯度，从而阻止已溶药物的吸收。例如硫酸镁高渗溶液，所含离子不易吸收，在肠道中保留水分，加速通过消化管而达到导泻的目的。

6. 形成盐

两种药物在消化管内接触形成难溶性盐。如铁剂与碳酸氢钠同服，形成难以吸收的不溶性的碳酸盐，致使铁吸收障碍。

7. 分隔作用

当某些药物与不吸收的油脂类同服，由于药物与消化管吸收部位隔开而阻止吸收。例如，液体石蜡妨碍脂溶性维生素 A、维生素 D、维生素 E 和维生素 K 与肠上皮细胞有充分接触，从而显著减少它们的吸收。

8. 黏膜变化

某些药物由于损伤消化管黏膜，从而降低另一些药物的吸收。

（三）改变吸收转运机制

药物相互作用可以通过竞争同一主动转运机制而减少某些药物的吸收。例如，食物中含氨基酸可以竞争甲基多巴的转运机制而使吸收减慢。

（四）改变表皮黏膜吸收

皮肤和黏膜局部用药，由于可以透皮或黏膜吸收，当吸收足够量时，可以干扰其他药物的全身治疗。例如,胆碱酯酶抑制剂局部用于患青光眼的眼睛,局部吸收能有效地抑制机体内胆碱酯酶,如果手术麻醉前给予肌松剂琥珀胆碱,可能产生危险的后果。

二、改变药物分布

(一)改变药物转运

药物从摄入部位向作用部位的转运、储存和排泄的分布速率和途径可以受药物相互作用影响,从而使一些药物作用开始时间、作用强度、持续时间发生变化。

1.改变体液流量 某些药物可以改变心血管和淋巴系统中液体流速、流量。例如心脏兴奋剂、利尿剂、升压药与降压药以及其他心血管药物可以影响另一些药物的分布。

2.改变体液的理化因素 药物在体内的转运速率,随体液的可混性、溶解度、表面张力、黏度及其他理化性质发生明显改变,药物相互作用通过改变其中某些特性而影响转运速率。

3.改变跨膜转运 通过影响药物跨膜转运机制的药物相互作用,可以改变药物的体内分布。三环类抗抑郁药、某些组胺药和吩噻嗪类,由于阻断"去甲肾上腺素泵",可逆转胍乙啶等的降压作用,出现高血压危象。因此,在用胍乙啶同时或停药一周以内不应给予上述药物。

(二)改变药物结合

药物与蛋白质或其他成分结合可能有三种情况:一是药物作为半抗原与特异性蛋白质结合引起过敏反应。二是活性药物附着在特定的受体部位而发挥其药理效应。三是药物在转运过程中与血浆蛋白(特别是白蛋白)形成疏松的可逆性结合,从而暂时失去活性。药效仅与血中游离药物浓度有关。因此,改变这种药物与蛋白质结合率直接影响药效与副作用。

三、改变药物体内代谢过程

大多数药物在体内各种酶系(其中以肝微粒体酶最为重要)参与下,生物转化为代谢产物,因而体内酶系的活性直接影响药物代谢过程。

（一）酶促作用

某些药物反复应用时，可诱导药物代谢酶的活性增加，使许多其他药物的代谢大大加速。例如苯巴比妥反复应用时可导致苯妥英钠、灰黄霉素、糖皮质激素、香豆素类抗凝药、口服避孕药等作用减弱或消失。值得注意的是，在停用苯巴比妥后香豆素类抗凝药的代谢逐渐减慢，可使治疗剂量转为中毒剂量，引起出血。

某些酶促作用是有益的，如苯巴比妥通过促进胆红素的代谢，可治疗新生儿高胆红素血症，因为它加速生成胆红素代谢物自尿中排泄。苯妥英钠等药酶诱导剂，可促进皮质醇转化为无活性代谢物 6β-羟皮质醇，用于肾上腺皮质机能亢进的非手术治疗，并能改善柯兴氏综合征症状。

乙醇可加速巴比妥类、异烟肼、甲苯磺丁脲等许多药物的代谢，因而降低它们的疗效。对于长期的嗜酒患者用药需特别注意。此外，吸烟也会引起肝微粒体酶及其活性增加。

（二）酶抑作用

有些药物可抑制药物代谢酶的活性，从而使其他合用药物代谢减慢，血药浓度增高，生物半衰期延长，逐渐蓄积引起中毒。例如，香豆素类抗凝剂、对氨基水杨酸、哌甲酯、保泰松等均能抑制甲苯磺丁脲的代谢，引起低血糖反应。上述药物亦能抑制苯妥英钠的代谢，两者合并应用，若不适当地减少苯妥英钠的剂量，即可引起运动失调、中毒性肝炎及眼球震颤等中毒症状。

必须指出，有少数药物具有双相性，即在用药初期呈酶抑作用，其后反而呈现酶促作用，因而在合并用药时需密切观察。

四、改变排泄

药物排泄途径是多方面的。但大多数药物主要经肾脏排泄。药物相互作用可以改变排泄速率，从而使药物作用强度和作用时限发生改变。

（一）改变尿液 pH

肾小管重吸收作用与药物 pKa 和管腔液中 pH 有密切关系。一般弱酸性药物在酸性尿液、弱碱性药物在碱性尿液中主要以非离子型存在，易透过肾小管上皮细胞膜的脂质层被重吸收，从而降低排泄速率。反之，弱酸性药物在碱性尿液中、弱碱性药物在酸性尿液中主要以解离型存在，因而重吸收减少，排泄加快。这些特征常用于临床某些药物过量中毒的解救。例如，苯巴比妥、阿司匹林、保泰松等弱酸性药物服用过量，可给予碳酸氢钠使尿液碱化，加速它们的排泄。而弱碱性药物如阿托品、氯喹、苯丙胺给予氯化铵，可加速这类药物的排泄。

尿液pH改变可直接影响某些药物的活性。例如，尿液pH由8降至6.5时，链霉素的抗菌活性可降低至原来的1/80～1/20。因此，用链霉素治疗泌尿系统感染时，同服碳酸氢钠，有利于提高疗效。庆大霉素与尿液碱化剂碳酸氢钠同用，对患杆菌性尿道炎的患者，只要用1/5剂量，就可收到显著疗效，且大大减少庆大霉素的毒性反应。

常用的尿液碱化剂有乙酰唑胺、乳酸钠、碳酸氢钠、枸橼酸钠、氯噻嗪类利尿药等。尿液酸化剂有氯化铵、氯化钙、盐酸精氨酸、维生素C等。

（二）改变肾小管的分泌

某些弱酸性药物之间可以相互竞争肾小管的主动分泌机制。例如，丙磺舒通过竞争性抑制肾小管对某些弱酸性药（如青霉素类、头孢菌素类、对氨基水杨酸、水杨酸、消炎痛等）的分泌，大大延长它们的血中半衰期，使作用增强、作用时间延长。同样，丙磺舒抑制甲苯磺丁脲的排泄而增强低血糖作用。对氨基水杨酸通过竞争尿排泄，使异烟肼的作用增强。

此外，肾功能不良患者可能延缓某些药物的排泄，使药物作用强度增大，毒性增高。

五、干扰水及电解质平衡

药物相互作用可能引起机体水及电解质紊乱，不仅影响某些药物的活性，而且可能出现中毒症状。例如，利尿剂与碳酸锂都能抑制肾小管对钠的重吸收，使两者毒性增加。某些利尿药与糖皮质激素合用，排钾作用增加，如果患者同时接受洋地黄类治疗可能引起心律失常。

应当指出，某些药物相互作用可能涉及多种机制，因而对于由此产生的最终效果，很难准确预测。所以需要密切监护用药，尤其对治疗指数低、毒性大的药物应尽量控制合用药物的种类和数量，以免产生意外的不良反应。

第三节 药效动力学的相互作用

药物对机体发挥作用是通过它与机体的效应器官、靶组织、细胞受体或某种生理活性物质相互作用的结果。如不同性质的药物对受体可起激动（兴奋）或阻滞（抑制）作用，两种药物作用于同一"受体"或同一生化过程，而发生相互作用，引起效应的变化，这类相互作用称为药效动力学的相互作用。

一、改变药物在受体部位的作用

影响受体部位药物作用强度的相互作用，一般通过三种机制。

（一）改变受体部位的药物浓度

改变受体部位药物浓度至少有三个途径：

1. 药物从无活性的结合状态释放出来及活性药物对受体的再分布。
2. 阻止药物与无活性受体结合。
3. 抑制破坏药物的酶的活性，使药效增强。

（二）改变在受体部位的药物反应

一种药物致使组织或受体对另一种药物的敏感性增强，称为敏感化现象（Sensitization）。氯贝丁酯（安妥明）或右旋甲状腺素可增强华法林的抗凝作用，是因为它们可增强华法林与受体的亲和力。排钾利尿药使血钾水平降低，从而使心脏对强心苷更敏感，按通常剂量给药易发生心律失常。药物相互作用可引起降低或破坏某些药物在受体部位的活性。例如，口服甲苯磺丁脲的降血糖作用是通过刺激胰岛β-细胞释放胰岛素的结果。这一作用可被化学结构相似的氯噻嗪类利尿剂拮抗，后者可抑制胰岛素的释放。又如维生素K用于香豆素类口服抗凝药过量解救，就是利用二者可在受体部位产生竞争性拮抗作用。左旋多巴与维生素B_6合用会产生非竞争性拮抗作用，两者不宜合用。

（三）改变内源性物质的浓度

1.合成　甲状腺素可以抑制凝血酶原和某些凝血因子的合成，使血中浓度降低，从而可以增强华法林等的抗凝作用。伪神经递质α-甲基去甲肾上腺素，阻断酪氨酸羟化酶，导致去甲肾上腺素耗尽，增加全麻下外科手术期血管萎陷的危险。

2.释放　药物相互作用可能引起肾上腺素能神经末梢释放过量的去甲肾上腺素，使血压升高。

3.摄取　神经末梢释放的递质，有一部分可被囊泡摄取而储存。胍乙啶、三环类抗抑郁药、氯丙嗪、可卡因等能阻断这种摄取，因而增强肾上腺素能受体的反应以及增强升压药肾上腺素的敏感性，降低苯丙胺、麻黄素以及间接作用的拟交感神经药的反应性。

β-肾上腺能阻断剂普萘洛尔与内源性肾上腺素、去甲肾上腺素在心肌β-受体部位竞争作用，可以有效地阻断儿茶酚胺兴奋心脏的作用，常用于心律失常，包括洋地黄类中毒性和麻醉并发的心动过速。但在用于糖尿病患者时应当谨慎，因为拮抗儿茶酚胺代谢可增强胰岛素降血糖作用。

二、协同与拮抗相互作用

作用性质相同的药物联合应用，可产生效应增强（相加、协同）或减弱（拮抗），如抗菌药物合并应用可产生药效学的"无关"、"相加"、"协同"和"拮抗"。

（一）相加与协同相互作用

1.相加　如果联合应用具有相同药理作用的两种静止期杀菌剂——相加或协同——快效抑菌剂药物，其结果可能相加，包括药物的主要作用及副作用均可相加。因此，能发生相加作用的两药合用时，各药相加需减半剂量使用，否则就有药物中毒的危险。如抗胆碱药阿托品与具有抗胆碱作用的氯丙嗪、抗组胺药合用时，可引起胆碱能神经功能低下的中毒症状；氨基糖苷类抗生素链霉素、庆大霉素等与硫酸镁合用时，由于这类抗生素可抑制神经肌肉接点的传递作用，可加强硫酸镁引起的呼吸麻痹。

2.协同　两种药物分别作用于不同的作用部位或受体，产生相同的效应，使两药合用时引起的效应大于各药单用的效应的总和，称为协同作用。

（二）拮抗相互作用

两种药物合并应用后引起药效降低，即两药合用时引起的效应小于各药单用的效应的总和，称为拮抗作用。

1.竞争性拮抗作用　两种药物在共同的作用部位或受体上拮抗，如甲苯磺丁脲降低血糖作用是促进胰岛β-细胞释放胰岛素，此作用可被化学结构相似的氢氯噻嗪利尿药拮抗，因氢氯噻嗪利尿药可抑制β-细胞释放胰岛素。

2.非竞争性拮抗作用　两种药物与受体的不同部位相结合，因此任何一个存在，不影响另一个的结合，但当拮抗物存在时，作用物就失去作用。这种现象不被作用物的剂量加大逆转。

第三章 药品调剂学概论

第一节 调剂学的由来与发展

调剂学的起源与发展经历了漫长的探索和实践过程。随着人类开始认识自然,运用天然药物治病疗伤,逐渐积累医药知识,从而形成常识心口传承,调剂学就迈开了蹒跚的脚步,开始懵懂地成长。也就是说,有了医药学就有了调剂学,调剂学是伴随着医药学的发展而发展的。近代以来,随着社会科技的进步,中西方医药文化的不断交流与融合,以及医院药学的迅猛发展,促进了调剂学的不断发展,使其逐渐成为独立的学科。医药事业的发展永无止境,调剂学也必然是一门古老而又年轻的学科。我国调剂学的发展历程大抵可分为传统调剂学、近代调剂学和现代调剂学3个阶段。

一、传统调剂学

我国传统的调剂学是研究方剂的调配、服用等有关技术和理论的科学。它的内容包括处方的组成,药物的调剂、配伍、相互作用、剂型、剂量、主治及功效等。传统调剂学是药剂学的重要组成部分,它的发展和进步始终离不开社会的发展和进步。

(一)商周时期

据《战国策》记载,远在夏禹时期,我们的祖先就已发明了酿酒技术。商代的伊尹将烹调技术运用到中药调剂,用中药材加水煎煮配制了汤液。汤液的诞生,标志着方剂的问世,成为我国最早的中药制剂。周代宫廷医生已有明确的分工,据《周礼·天官冢宰》记载:医师为众医之长,"掌医之政令,聚毒药以供医事",医师之下设有"府"职,掌管药物。这是中国医药史上有关专职药物调剂的最早记载。

（二）春秋战国时期

我国现存最早的医方著作《五十二病方》，书中收载药物247种，除了内服汤药之外，还收录有丸、散、汤等剂型，标志中药调剂实践已具雏形。而春秋战国时期的《黄帝内经》更是全面总结了中药调剂的基本理论和操作技术。秦始皇统一六国后，医事管理和药事管理开始较明确地区分，朝廷设置药丞、主方、主药等职位，管理皇帝的药品和配方。

（三）汉唐时期

汉唐时期是中医药繁荣，调剂学发展的重要阶段。药学专著《神农本草经》是我国第一部总结药物作用基本规律的专著。张仲景所著的《伤寒杂病论》对后世产生了极大影响，记载有丰富的调剂内容，强调药物调剂必须遵循一定法度，不可违背药性。名医华佗首创了著名的麻醉用药"麻沸散"。

晋代葛洪编著的《肘后备急方》，收载方剂数十种，在配方、调制方法上有所创新。唐代苏敬、李绩等多人编著的《新修本草》（又称《唐本草》）共54卷，载药844种，是一部重要的药学专著，也是世界上最早由国家颁行的药典，比欧洲的《纽伦堡药典》早880多年。孙思邈所著的《备急千金要方》中收录了大量处方调剂知识，涉及用药、服药、藏药等内容，并具体介绍了许多调剂工具，具有现实意义。

（四）宋元时期

宋代时期的医药学著述较多，如《开宝本草》《嘉祐本草》《图经本草》《证类本草》及《太平惠民和剂局方》等。我国乃至世界第一家官办的商业性药房——"太医局卖药所"也出现在这个时期。不仅从事药材的储备、调制和销售，还有中药饮片，甚至丸、散、膏、丹等成药剂型。特别是陈师文等编写，几经修补，经许洪校订后定名为《太平惠民和剂局方》的颁行被全国奉为制剂规范，成为世界上最早的国家药局方之一。

元代十分重视药品管理，"十八反""十九畏"等歌诀即流传于这个时期。政府也一再命令禁止销售剧毒药品（如乌头、附子、巴豆、砒霜、大戟、芫花、藜芦、甘遂）和堕胎药等，成为中药调剂至今仍须重视的原则。

（五）明清时期

明代是我国医药事业发展的重要历史时期。医药学家李时珍穷尽毕生精力，历时27年完成的皇皇巨著《本草纲目》，对后来药学的发展有极大的影响，从17世纪初开始在国际广泛传播，已有多种文字的译本，成为世界科学史上著名的文献。

当时私人开办的药店已很兴盛，医药行业呈现蓬勃发展的繁荣景象，出现了蜚声中外的"四大药局"，即时济堂、杏和堂、胡庆余堂、同仁堂，对中医药的守正创新，文化传承起到了重要的推动作用，至今仍然青春不老，在医药界闪烁着耀眼的光芒。

二、近代调剂学

在我国传统调剂学发展历程中，医生和药师的职业基本上是不区分的，个体中医坐堂诊病，接着便调剂药品，配发处方，这个传统一直延续到近代。随着国门的开放，西方医药开始进入中国。1832年英商在广州开设怡和洋行，经营进口西药。1882年旅美归侨罗开泰在广州创立的泰安大药房，为国人最早开设的西药房。1888年顾松泉于上海集资开设中西大药房，为上海开设的第一家华商药房。

此后，上海、广州、天津等地陆续有华商西药房开设。与此同时，西方各国大量派遣传教士和医生来我国，先后在澳门、广州等地开设诊所、医院，出售西药，以西医药理论为基础的西医学开始进入中国。这些医院按人体功能和疾病分科设置，同时开设有西药房，备有从各国进口的化学药品。西药房也能简单调配一些化学药物的临时制剂，如酊剂、醋剂、软膏、合剂、溶液剂等，国内西药调剂的工作模式由此拉开序幕。

进入20世纪，由于工业化和城市医院的发展，大量西药制剂进入临床，西医药学的引入使传统调剂工作发生了极大的变化，药师的职业逐渐独立出来。新中国成立后，整顿规范了各级医疗机构，医师和药师执业领域的划分更加明确。调剂学由简单的方剂调配、制备逐渐转向关注药物的使用方法和技术，研究给药方法、药物配伍和相互作用等。尽管如此，直到20世纪末，调剂学虽然转向了以研究药物使用为目标，但基本还是以药物供应为中心的,而且医院药房的工作也基本停留在调剂药品、配发处方的保障供应范围内。

三、现代调剂学

在我国调剂学和调剂工作不断深入发展的基础上,北京、上海、广州等地的一些医疗机构和社会药房已开始追赶国际先进水平。随着《"健康中国 2030"规划纲要》的颁布和《健康中国行动(2019—2030 年)》的实施,"大卫生、大健康"理念已经深入人心。调剂学的服务模式已经由"以药物供应为中心"转变为"以服务患者为中心",且正向"以促进健康为中心"过渡。一些现代化调剂设备开始装备医院药房和社会药房,如住院药房的自动摆药系统和门诊药房的整盒发药系统,这些设备的使用极大地提高了调剂工作的质量和效率,解放了药师的"手"和"脚",同时促进药师更多地用"心和脑"去为患者服务。同时,现代信息识别技术(如条码技术和射频技术)和物流技术也改变着医院药品供应系统。还有一些医疗药学部门充分利用现代传播手段,开设了自己的网站,开展面向社会公众的网络药学服务。同时,涉及调剂学和调剂服务的研究也日渐繁荣。

第二节 调剂学概述

进入 21 世纪后,随着医药卫生体制改革的深化和健康理念的传播,极大地推动了我国医药学科的发展,药品的合理使用也日益受到广泛的关注。这些因素都为调剂学这个传统的学科注入了新的内容和活力,目前调剂学已经发展成为药学分支交叉互融的综合性学科,具有较强的应用性和实践性。

一、调剂学的概念与分类

(一)调剂学的概念

调剂学(dispensing pharmacy)属于药学服务范畴,具体是指药师在确定医师处方

（包括医嘱，下同）合法规范适宜之后，依据医师处方调配合格药品或制成适当剂型，方便患者安全使用，并指导患者合理用药、回答患者用药咨询的应用型学科。

（二）调剂学的分类

根据药房的属性不同，调剂学可分为医院药房调剂和社会药房调剂。根据调剂的药品不同，调剂学可以分为化学药品调剂和中药调剂，前者可分为一般药品的调剂和特殊药品的调剂，后者可分为中药饮片调剂和中成药调剂。

二、处方知识

（一）处方概念与种类

处方是指由注册的执业医师和执业助理医师（以下简称医师）在诊疗过程中为患者开具的、由药学专业技术职务任职资格的药学专业人员（以下统称药师）审核、调配、核对，并作为患者用药凭证的医疗文书。处方包括医疗机构病区用药医嘱单。处方分为法定处方、医师处方和协定处方。

1.法定处方　法定处方是指《中华人民共和国药典》和国家药品监督管理部门收载的处方，具有法律约束力，在制备法定制剂或医师开写法定制剂时均须依照执行。

2.医师处方　医师处方是指医师为患者诊断、治疗和预防用药所开具的处方。本教材谈及的处方非经特殊说明，均指医师处方。常见医师处方的种类、颜色与保存期限见表1。

3.协定处方　协定处方是指医院药学部门与医务部门根据医院日常医疗用药的需要，共同协商制定的处方，仅限于本医院使用，便于大量配制和储备、有效控制药品的品种和质量，能够提高工作效率，减少患者取药等候时间。

（二）处方的结构

处方由前记、正文和后记三部分组成。

1.前记　前记包括医疗机构全称、科别、费别、门诊号、住院号、患者姓名、性别、年龄、处方书写日期、临床诊断等。也可根据需要，在前记中添列特殊要求的项目。比如麻醉药品和第一类精神药品处方前记中包括患者身份证明编号、代办人姓名及其身份证明编号。

2.正文　正文是处方的核心部分，以 Rp 或 R（拉丁文 Recipe 的缩写）起头，意为"请取下列药品"。其内容包括药品名称、剂型、规格、数量、用量、用法、使用频次等信息。

3.后记　后记包括医师、审核、调配、核对、发药药师的全名签名或者加盖专用签章，药品金额等。

表1　常见处方种类、颜色及保存期限

处方种类	颜色	右上角标注	保存期限	处方处理
普通处方	白色	普	1年	保存期满，经主管领导批准，登记备案后集中销毁
急诊处方	淡黄色	急诊	1年	
儿科处方	淡绿色	儿科		
麻醉药品和第一类精神药品处方	淡红色	麻、精一	3年	
第二类精神药品处方	白色	精二	2年	

（三）处方的意义

处方具有法律性、技术性和经济性。

1.法律性　在医疗活动中，医师具有诊断权和处方权，药师具有审核、调配处方权。当处方书写或调配错误而造成医疗差错、事故或纠纷时，处方是追查医疗责任和法律责任的依据之一，签名医师、处方签名药师均应承担相应的法律责任。因此，对处方书写中出现的任何差错和疏漏，药师都要及时提请医师修改。

2.技术性　处方的开具者、审核者、调配者、核对者都是经过医药院校系统专业学习，并经过资格认定的医务工作者。从临床的诊断、药物的选择、用法用量的确定，到处方的审核、调配、核对及发药交代，都体现了医师和药师的学识与技能。

3.经济性　处方是药品消耗及药品经济收入结账的凭据，是药学部门统计医疗药品消耗、预算采购药品的依据；也是患者在治疗疾病中用药消费的真实凭证。

(四)处方的书写规则

根据《处方管理办法》(53号令)规定,处方书写应当符合下列规则。

1.患者一般情况、临床诊断填写清晰、完整,并与病历记载相一致。

2.每张处方只限于一名患者的用药。

3.字迹清楚,不得涂改;如有修改,应当在修改处签名并注明修改日期。

4.药品名称应当使用规范的中文名称书写,没有中文名称的可以使用规范的英文名称书写;医疗机构或者医师、药师不得自行编制药品缩写名称或者使用代号;书写药品名称、剂量、规格、用法、用量要准确规范,药品用法可用规范的中文、英文、拉丁文或者缩写体书写,但不得使用"遵医嘱""自用"等含糊不清字句。

5.患者年龄应当填写实足年龄,新生儿、婴幼儿写日、月龄,必要时要注明体重。

6.西药和中成药可分别开具处方,也可开具一张处方,中药饮片应当单独开具处方。

7.开具西药、中成药处方,每一种药品应当另起一行,每张处方不得超过5种药品。

8.中药饮片处方的书写,一般应当按照"君、臣、佐、使"的顺序排列;调剂、煎煮的特殊要求注明在药品之后上方,并加括号,如布包、先煎、后下等;对饮片的产地、炮制有特殊要求的,应当在药品名称之前写明。

9.药品用法用量应当按照药品说明书规定的常规用法用量使用,特殊情况需要超剂量使用时,应当注明原因并再次签名。

10.除特殊情况外,应当注明临床诊断。

11.开具处方后的空白处划一斜线以示处方完毕。

12.处方医师的签名式样和专用签章应当与院内药学部门留样备查的式样相一致,不得任意改动,否则应当重新登记留样备案。

13.药品剂量与数量用阿拉伯数字书写。剂量应当使用法定剂量单位:重量以克(g)、毫克(mg)、微克(μg)、纳克(ng)为单位;容量以升(L)、毫升(mL)为单位;国际单位(IU)、单位(U);中药饮片以克(g)为单位。片剂、丸剂、胶囊剂、颗粒剂分别以片、丸、粒、袋为单位;溶液剂以支、瓶为单位;软膏及乳膏剂以支、盒为单位；注射剂以支、瓶为单位，应当注明含量；中药饮片以剂为单位。

14.医师开具处方应当使用经药品监督管理部门批准并公布的药品通用名称、新活性化合物的专利药品名称和复方制剂药品名称。医师开具院内制剂处方时应当使用经省级卫生行政部门审核、药品监督管理部门批准的名称。医师可以使用由卫生部公布的药品习惯名称开具处方。

15.处方开具当日有效。特殊情况下需延长有效期的，由开具处方的医师注明有效期限，但有效期最长不得超过3d。

16.处方一般不得超过7d用量；急诊处方一般不得超过3d用量；对于某些慢性病、老年病或特殊情况，处方用量可适当延长，但医师应当注明理由。

17.医师应当按照卫生部制定的麻醉药品和精神药品临床应用指导原则，开具麻醉药品、第一类精神药品处方。

（五）处方常见缩写词

药师应掌握处方正文中常见的外文缩写（表2），并理解其中文含义。

三、药房调剂的流程与要求

（一）药房调剂的流程

药房的工作重点是以患者为中心，以合理用药为核心，以药品为对象进行调剂，调剂工作始于接收患者经医师开具的处方，终于患者明白药物的使用后满意地离开。

1.接收处方　接收处方是药师接触患者并提供服务的第一过程，须注意服务礼仪和服务态度。如果需要引导患者到其他窗口时，应表述清楚。

2.审核处方　审核处方是保证患者安全用药的重要环节。《处方管理办法》明确规定药师应对处方的规范性、合法性和处方用药的适宜性进行审核。药师认为处方存在用药不适宜时，应告知处方医师，请其确认或重新开具处方；发现严重不合理用药或用药错误时，应拒绝调配，及时告知处方医师，并记录；对于不规范处方或者不能判定其合法性的处方，不得调剂。

表 2 处方中常见的外文缩写一览表

外文缩写	中文含义	外文缩写	中文含义	外文缩写	中文含义
Rp.	取	Sig.	用法	Amp.	安瓿
a.c.	饭前	p.o.	口服	Caps.	胶囊
p.c.	饭后	q.d.	每日一次	Tab.	片剂
S.T.	皮试	b.i.d.	每日二次	Inj.	注射剂
i.d.	皮内注射	t.i.d.	每日三次	Sol.	溶液剂
i.h.	皮下注射	q.i.d	每日四次	Syr.	糖浆剂
i.m.	肌内注射	q.o.d	隔日一次	Supp.	栓剂
i.V.	静脉注射	g.6 h	每 6 h 一次	Ocul.	眼膏
i.v.gtt.	静脉滴注	q.n	每晚	GS	葡萄糖注射液
St!或 stat!	立即!	q.m	每晨	NS	生理盐水
p.r.n	必要时	h.s	睡时	O.D.	右眼
Cito!	急速地!	S.O.S	需要时	O.S.或 O.L.	左眼
Lent!	慢慢地!	q·S	适量	O.U.	双眼

3.处方药品调配　处方药品调配是药师按照处方及时准确调配的过程，必须调配质量合格、安全有效的药品，正确书写药袋或粘贴标签。为了确保及时准确调配，需预先做好药品领取、摆放、上药、分装等工作，做好药品储存管理和质量控制。

4.核对处方发药　核对处方发药是防止用药差错的最有效措施。由于药品品种繁多，有些药品在外观、名称、剂量上非常相似，容易在忙中出错对患者造成伤害。要求发药前必须由双人核对，对药品种类、剂型、数量进行审核，确认与处方一致。发药时对照处方逐一向患者交代药品名称、数量，再次核对。

5.用药交代　为帮助患者正确用药，须和患者面对面口头交代要点，并简短回答疑问。对于药品特殊用法、特殊储存条件、特殊注意事项，可提供相应的文字资料，或提示患者到药物咨询中心获得帮助。

（二）药房调剂的相关规定

药品调剂具有较强的专业性和实践性，准确调剂处方是患者安全有效使用药品的关键，不容出现丝毫的马虎和差错，须严格执行《处方管理办法》，遵守卫生健康管理部门、药品监督管理部门和医疗保障部门的相关规定。

1.从事调剂工作者必须取得药学专业技术职务任职资格。

2.药师在执业的医疗机构取得处方调剂资格。药师签名或者专用签章式样应当在本机构留样备查。

3.处方审核、评估、核对、发药、用药咨询和指导由具有药师以上专业技术职务任职资格的人员负责；具备药士资格即可调配处方。

4.药房调剂整个流程中，应始终认真落实"四查十对"核心制度（表3）。

表3 "四查十对"内容

"四查"内容	"十对"内容
查处方	对药名、对剂型、对规格、对剂量
查药品	对药品性状、对用法用量
查配伍禁忌	对临床诊断
查用药合理性	对科别、对姓名、对年龄

5.对于处方药，必须依据医师处方调剂，对于不规范处方或者持有异议的处方不可调配。

6.审方药师应当认真逐项检查处方前记、正文、后记书写内容是否清晰、完整，并确认处方的合法性，对处方用药适宜性进行审核。

7.药师应当按照操作规程准确调配处方药品，在药袋上正确书写患者姓名、药品名称、规格、用法用量、频次等必要信息，或在药品外包装上粘贴包含上述内容的标签。

8.药师应当依据医师处方或药品说明书向患者交代清楚药品名称、用法用量、注意事项、储存方法，并认真回答患者用药相关咨询，指导患者合理用药。

四、调剂学的任务要求与工作内容

（一）调剂学的任务要求

在医药卫生健康事业中，药品调剂是临床合理用药的重要一环，调剂学担负着患者安全、有效、经济、方便使用药品的重任。

1.审核处方　药学专业技术人员需具备临床知识，熟悉常见病、多发病、慢性病的《临床用药须知》，更要具有系统的药学知识，掌握各类药物的适应证、用法用量、给药途径、不良反应、禁忌证、联合用药情况等，还要熟知药品的管理规范、处方的书写规则、医院的相关制度等。

2.调配处方　要求药学专业技术人员能够熟知药品说明书，掌握常见药品规格、剂量、剂型、性状、有效期、包装等，能够规范使用称量工具、调配加工器具、正确书写标签等。

3.用药指导　需要药学专业技术人员能够灵活运用药理学、临床药物治疗学、药剂学、药事管理与法规、药物经济学、循证医学等相关知识，以患者为中心，热忱大方、科学严谨地开展以合理用药为核心的药学服务。

调剂学的目的：①维护患者的健康，给患者提供合格安全的药品，指导患者合理有效方便使用药品，并进行高效的药学服务。②促进我国医药卫生健康事业发展。药学专业技术人员与医药卫生健康战线的工作者都是大众健康的维护者，通过指导群众安全有效、经济合理用药，能够提高和改善大众生活质量，为健康中国的建设提供有力支撑。

（二）调剂学的工作内容

调剂学是一门综合性、应用性的学科，药品调剂技术是集专业性、技术性、管理性、法律性、事务性、经济性于一体的活动过程，需要药学专业技术人员、医师、护士等医务工作者和患者及其家属相互配合。调剂学的工作内容包括以下几个方面。

1.根据医师合格处方为患者提供安全药品，做出用药交代，并对可能出现的不良反应提出防治措施。

2.在社会药房对慢性病、常见病、多发病患者因病荐药，并指导患者安全、有效、合理、方便用药。

3.负责临床科室请领单的调配发放，监督并协助病区做好药品管理和合理使用工作。

4.加强与临床科室的联系，为临床合理使用药品及时提供信息，定期提供药品供应信息或新药介绍资料。

5.保持与患者的联系，收集患者用药的不良反应资料并填表上报，对新药的使用进行观察、分析和评价。

6.做好药品的请领、保管工作，保障药品及时供应，防止药品积压浪费，做好药品的分装工作，确保药品的安全和质量。

7.做好肠外营养、抗菌及抗肿瘤药物等在内的静脉药物配置工作。

8.依法做好特殊药品，特别是麻醉药品和第一类精神药品的管理工作。

第三节　药　房

药房是调剂学的主要阵地，处方的接收与审核，药品的调配和发药交代等过程都需要在药房完成（部分静脉用药在静脉用药集中调配中心审方和调配）。随着医药产业的快速发展，信息化水平的快速提高，国内外药房相互交流借鉴日益频繁，医院药房和社会药房相互补充相得益彰，各类药房为保障人民群众的健康发挥了重要作用。

一、国内药房

我国的药房基本上分为两大类：医院药房和社会药房。从患者角度来看，医院药房需凭借医师处方才能购买药品，没有选择权，是被动用药；而在社会药房患者不必经由处方即可自主选取药品。

（一）医院药房

医院药学部门是直接在院长领导下的医院药学科学技术职能部门，通常设置有调剂室，包括中（西）药房、门诊药房、住院药房；中（西）药库，规模较大的医院还设有静脉用药集中调配中心、制剂室、临床药学室、药品质量检验室等部门。医院药房是医院药学部门（药学部或药剂科）的重要组成部分，承担着广大患者安全、有效、经济、合理使用药品的重任。据统计，超过80%的药品经由医院药房而使用。目前，医院药房及其药师不仅在保证药品供应、确保药品质量方面发挥重要作用，而且在现代医疗模式中的药师还要坚持以患者为中心，开展以合理用药为核心的临床药学工作，遵守相关法律、法规和规范，保证人民用药安全、有效、经济。

1.医院药房主要发展阶段　随着我国医药卫生事业的起步、改革与发展，医院药房历经了4个阶段的变化。

（1）新中国成立时期　当时百废待兴，社会经济基础较为薄弱，医院药房以简单调剂为主要工作，特点是以西药调剂为主，规模小、品种少且业务单一，故也有简单将医院药学部门称为药房的。

（2）改革开放之初　随着国家公共卫生事业的发展，药物使用的规模日益扩大，药物供应和调剂工作任务不断增加，中草药的调剂业务逐渐增多，医院制剂也应运而生。医院药房逐渐有了调剂部门、制剂部门、药检室等。

（3）进入新世纪之后　国内临床药学的先行者开始倡导和开展临床药学工作，临床药学的核心内容是安全、合理使用药品。通过临床药学的倡导和实践，医院药房逐渐从简单的药品供应工作向以知识与技术服务为主的药学服务方向转变。

（4）党的十八大以来　国内外医院药学工作突飞猛进地发展，使医院药房从原来的单一供应服务型模式中摆脱出来，逐渐向科技服务和管理服务型转变，医院药学的工作重心向临床转移，从"以药品为中心"的理念逐渐过渡为"以患者为中心"的理念，又向"以健康为中心"的理念发展。由此，医院药房的服务模式、服务内容也发生了重大变革。

2.医院药房的分类　依据服务对象的不同，医院药房可大致分为门诊药房（包括急诊药房）和住院药房，前者主要为门诊和急诊患者提供服务，后者的服务对象主要是住院患者。一些大型医疗机构的药学部门根据临床需要还设有儿科药房、传染药房和皮肤科药房等专科药房。此外，中医药学是我国的传统医学，绝大多数医疗机构都设有中药房，以满足中医科患者的治疗用药需求。

（1）门诊药房　主要任务是调配医院门诊西药处方，常用工具有药匙、乳钵、托盘天平、量杯、漏斗、玻棒、药袋等，有的大型药房已经配备药品自动发药机、单剂量片剂包装机。依据药品储存和保管要求，应设置药品储藏室、分装室、调配发药室、资料室等。各室按流程毗邻相连，室内整体布局应以移动距离最短和操作流程顺畅为原则，减轻劳动强度，提高工作效率，便于管理。

（2）住院药房　中心任务是将住院患者所需的药品定时发至病区。一般患者的用药有医嘱取药和医师处方取药两种形式。前者是先将医嘱转换为住院患者的专用处方再行取药，后者主要用于麻醉药品、精神药品、毒性药品、贵重药品和出院带药的调配发药。调配方式有病区小药柜制、中心摆药制及凭处方调剂3种。

（3）中药房　职责是以中医理论为基础，根据医师处方、配方程序和原则，及时准确地将中药饮片或中成药调配给患者使用。常备设施有中药饮片柜、储药瓶、储药罐、药柜、调剂台、电脑等；用具有戥秤、天平、台秤、铁碾、冲筒、切药刀、包装纸、药匙、药刷等。

3.医院药房的开办条件　医疗机构符合条件并取得医疗机构执业许可证和执业医师执业许可证，即可开办医院药房。医院药房要具备与诊疗业相适应的独立、必要的房屋设施，一般情况下要设在方便患者的位置，要有足够的场地摆放药品，还要有便于操作和运送药品的足够通道，患者和临床取药的位置，操作台、特殊药品柜（保险柜）、冰箱、冷藏柜、温度计、湿度计及必要的办公设施，通信设备如固定电话、网络信息系统、专业软件和终端设备等。为保证药品的储存和质量，药房应有适宜的温度、湿度、通风和照度条件；要保持整洁，对药架、桌面、地面及整体环境有维护清洁的规程。

（1）布局与设计　为方便患者，门诊药房大多安排在一层，采用玻璃大窗口或开放式柜台服务。一般设有调剂区、药品分装区、二级库及办公室、更衣室、休息室。

根据我国卫生行政部门要求，日均门诊量≤2000人次的医院，门诊药房工作面积≥200 m^2，门诊量每增加1000人次，门诊药房工作面积就应增加50 m^2。住院药房一般设置在病房，可集中或分散于不同病区。调剂区域以开放式柜台面对护士或送药人员，人流和物流通道常严格分开。集中调剂模式优点是方便护士取药和沟通，管理统一，节约成本；也可按给药途径设为口服、注射、外用等分散调剂区，优点是单独管理，责任明确。

（2）卫生要求　药品是按照药品生产质量管理规范（GMP）要求，在先进的生产条件下生产出来的，而调剂工作是药品质量体系的终端环节，药房的卫生状况直接影响药品质量和患者安全。药房的内部装修需采用易清洁、不霉变、无异味的装修材料，保持药架、地面、桌面及整体环境的清洁；有防鼠措施；有单独的员工休息区，便于更换工作服和餐饮，休息区应设置洗手池。药房尤其是静脉用药集中调配中心须强化无菌观念和消毒隔离意识；建立防止药品和调剂室污染的卫生措施和制度；药品分装须有独立密闭的含净化装置的分装室；药房附近有患者聚集，须避免交叉感染；调剂人员须定期体检，设立健康档案。

4.医院药房须遵守的法律法规　医院药房的工作尤其是调剂工作是具有很大风险性的医疗技术工作，涉及患者的用药安全和疾病的康复，因此必须有完善、严谨的法律、法规和制度做保障。医院药房除了要遵守《中华人民共和国药品管理法》（以下简称《药品管理法》）、《中华人民共和国药品管理法实施条例》（以下简称《药品管理法实施条例》）以外，卫生部颁布的《处方管理办法》《医疗机构药事管理暂行规定》《抗菌药物临床应用指导原则》等都是医院药房必须遵循的行业法规和技术法规。同时，行业学术组织如中国药学会医院药学专业委员会制定的《优良药房工作规范》和医疗机构自己制定的制度和操作规程等也是医院药房工作安全必不可少的保证。

5.医院药房的人员要求　我国的《药品管理法》第六十九条规定：医疗机构应当配备依法经过资格认定的药学技术人员，非药学技术人员不得直接从事药剂技术工作。依法经过资格认定的药学技术人员，是指具有药学专业知识、按照法定程序取得药学专业技术职称并从事药学技术工作的技术人员。药学人员不仅要从事处方调配、发药工作，同时要开展为患者提供用药交代、用药指导及为医护人员、患者提供及时、正确的合理用药信息等工作。

药房应根据工作需要配备足够数量的各级药学技术人员和其他辅助人员；负责人应根据药房规模大小和部门设置，人员配备应符合国家有关规定和程序，保证药学服务质量。人员基本结构为药房主任、部门负责人、药师及其他辅助人员。

6.医院药房的工作内容　医院药房又称医院调剂部门，是医院药品供应工作的终端。药房直接面对患者，根据医师处方或医嘱调配药品并发放交付患者，同时通过发药交代和用药咨询、宣教等药学服务指导患者正确合理使用药物。

医院药房的主要工作内容是药品调剂，包括静脉用药调配。其工作内容与医院药房规模大小有关。依照中国药学会医院药学专业委员会制定的《优良药房工作规范》，医院药房的主要工作内容有门诊（西药）调剂、住院药房调剂、中药饮片调剂、医院制剂的配制（仅少数医院药房配制）、静脉用药调配（仅少数医院药房配制）、药品采购和库存管理、特殊药品的调配与管理。药品质量管理、药品不良反应报告、患者用药教育与指导合理用药、信息服务、药学研究，教学和在职人员培训等。

7.医院药房的药品结构　医院药房药品以所在省或直辖市、自治区所制定的"本地区的基本医疗保险药品目录"为主，规模较小的医院药房药品中"本地区的基本医疗保险药品"所占的比例较大，规模较大的医院因危重患者多，"本地区的基本医疗保险药品"不能满足医院医疗用药，所以超出"本地区的基本医疗保险药品目录"的药品多、目录内药品所占比例小。国家卫生主管部门和医保部门通过对医院用药占比考核，以调控规范医院选用药物。

8.医院药房的药品调剂　医院药房的药品调剂工作是医院药房的常规工作，也是整个医院药房工作中最重要的组成部分，占整个业务工作的50%～70%。《处方管理办法》规定：取得药学专业技术职务任职资格的人员方可从事处方调剂工作。药师在执业的医疗机构取得处方调剂资格，药师签名或者专用签章式样应当在本机构留样备查。

具有药师以上专业技术职务任职资格的人员负责处方审核、评估、核对、发药及安全用药指导；药士从事处方调配工作。药师应当凭医师处方调剂处方药品，非经医师处方不得调剂。药师须按照操作规程调剂处方药品，调剂处方时必须做到"四查十对"。

（二）社会药房

社会药房是指将购进的药品直接销售给消费者的药品经营企业。社会药房是药品零售企业，也就是老百姓常说的药店。

1.社会药房发展历程　1949年以前，我国的药品零售机构一般称为"药房"，规模较小，多为私营。新中国成立初期，社会药房通过各种方式被收归国有，形成国营为主的医药商业系统。在计划经济时代，根据国家的经济政策，统筹安排全国城乡医药市场，以计划生产、计划调拨方式垄断医药工业的销售，药品零售成为隶属医药公司存在的小部分业务，无法以独立的经济形态出现。改革开放后，医药工业参与市场竞争，打破了计划经济体系的商业模式，社会药房得以发展。

近年来，随着我国医疗保健体系和医疗保险制度的不断完善，特别是"小病到药店，大病到医院"这个理念已成为很多患者新的选择，社会药房发展非常迅速。截至2019年年底，全国共有药品经营许可证持证企业54.4万家，其中批发企业1.4万家；零售连锁企业6701家，零售连锁企业门店29.0万家；零售药店23.4万家。随着医药卫生改革的深化、药品利润的持续降低、人民群众对药学服务需求日益增强，社会药房正向集团化、连锁化方向发展，数量多、分布广的药店为大众提供了非常便利的购药条件。

2.社会药房的分类　社会药房有不同的分类方法，因此形成了不同类型的药房。目前社会药房常见的分类有：①按照经营形式可分为单体社会药房（独立社会药房）和连锁社会药房；②按照医保制度可分为定点零售社会药房（定点零售药店）和非定点零售社会药房（非定点零售药店）等。目前，社会药房的工作已从单一的医药流通的终端，成为医疗保健体系的重要组成部分。社会的迅速发展，对社会药房的工作提出了更高的要求，社会药房不仅是销售药品的场所，还要直接向广大患者或消费者提供药学服务，对大众用药安全负责。

3.社会药房的开办条件　社会药房符合条件取得药品经营企业许可证、营业执照后，才能遵照依法批准的经营方式和经营范围从事经营活动，在营业店堂的显著位置应悬挂药品经营企业许可证、营业执照及与执业人员要求相符的执业证明。要具备与经营规模相适应的营业场所和药品仓库，并且环境整洁、无污染物。企业的营业场所、仓库、办公生活等区域应分开。需配备便于药品陈列展示的设备；特殊管理药品的保管设备；符合药品特性要求的常温、阴凉和冷藏保管的设备；必要的药品检验、验收、养护的设备；检验和调节温、湿度的设备；保持药品与地面之间有一定距离的设备；药品防尘、防潮、防污染和防虫、防鼠、防霉变等设备；经营中药饮片所需的调配处方和临方炮制的设备。

经省级药品监督管理部门或其授权的药品监督管理部门批准的其他商业企业可以零售乙类非处方药。

4.社会药房须遵守的法律、法规　社会药房须遵守的法律、法规及行业规范有：《药品管理法》《药品管理法实施条例》、国家食品药品监督管理局制定的《药品经营许可证管理办法》《药品流通监督管理办法》《药品经营质量管理规范》《处方药与非处方药流通管理暂行规定（试行）》等。

在社会药房严格执行国家相关法律、法规和规范的基础上，还要遵守行业自律性规范。如由中国非处方药物协会发布的行业自律性规范——《优良药房工作规范（试行）》。

5.社会药房的人员要求　国家食品药品监督管理局制定的《药品经营质量管理规范》要求：药品零售中处方审核人员应是执业药师或有药师以上（含药师和中药师）的专业技术职称。企业的质量管理和药品检验人员应具有药学或相关专业的学历，或者具有药学专业的技术职称。企业从事质量管理、检验、验收、保管、养护、营业等工作的人员应经过专业培训，考核合格后持证上岗。对于国家有就业准入规定的岗位，工作人员需通过职业技能鉴定并取得职业资格证书后方可上岗。

国家食品药品监督管理局制定的《处方药与非处方药流通管理暂行规定（试行）》第九条规定：销售处方药和甲类非处方药的零售药店必须配备驻店执业药师或药师以上药学技术人员；零售乙类非处方药的商业企业必须配备专职的具有高中以上文化程度，经专业培训后，由省级药品监督管理部门或其授权的药品监督管理部门考核合格并取得上岗证的人员；执业药师应佩戴标明其姓名、技术职称等内容的胸卡；执业药师证书应悬挂在醒目、易见的地方。

中国非处方药物协会发布《优良药房工作规范（试行）》对社会药房人员的要求：社会药房从业人员的思想道德和文化水平必须符合《药品经营质量管理规范》的要求。在此基础上按功能将主要从业人员划分为4个等级，即店员、助理药师、药师、执业药师。

6.社会药房的工作内容　社会药房的工作内容除了经营和销售药品以外，中国非处方药物协会发布的《优良药房工作规范（试行）》中强调了社会药房的药学服务，如建立药房专业分区和服务区，以保证提供合适合格的药品、保健品，指导合理用药，进行免费用药咨询，保证特殊患者或消费者咨询对话的隐私权，同时提供其他优良服务；对患者或消费者进行售药记录和用药跟踪，建立药历制度，为患者或消费者提供多种多样的特色服务，其中必须包含对特殊人群的优良服务、社区公益性健康讲座和服务；发放由政府、合法的学术或行业团体编写的自我药疗、自我保健等健康科普资讯，资讯内容要符合国家有关规定；配备相应的药学服务参考书，供药店药学技术人员和患者或消费者参考等。

7.社会药房的药品结构　由于社会药房的药品以营利为目的，除国家严格控制的毒、麻和精神药品外，只要患者有需求，社会药房就可以销售，其采购药品的自主权比医院药房大。但应注意加强对社会药房处方药的监管。

8.社会药房的药品陈列　国家对社会药房的药品陈列有要求。如国家食品药品监督管理局制定的《药品经营质量管理规范》和《处方药与非处方药流通管理暂行规定》对社会药房的药品陈列均要求：处方药与非处方药应分柜摆放。《药品经营质量管理规范》还要求：药品应按剂型或用途以及储存要求分类陈列和储存；药品与非药品、内服药与外用药应分开存放；易串味的药品与一般药品应分开存放；药品应根据其温、湿度要求，按照规定的储存条件存放；特殊管理的药品应按照国家有关规定存放；危险品不应陈列，如因需要必须陈列时，只能陈列代用品或空包装。

9. 社会药房的药品调剂　国家药品监督管理局发布的《执业药师资格制度暂行规定》中要求执业药师负责处方的审核及监督调配，提供用药咨询与信息，指导合理用药，开展治疗药物的监测及药品疗效的评价等临床药学工作。《处方管理办法》规定：药师应当凭医师处方调剂处方药品，非经医师处方不得调剂。

社会药房的药学技术人员对处方药的调剂要求与医院药房药品调剂要求相同。处方药不得采用开架自选销售方式，处方药和非处方药都不得采用有奖销售、附赠药品或礼品销售等销售方式。甲类非处方药、乙类非处方药可不凭医师处方销售、购买和使用，但患者可以要求在执业药师或药师的指导下进行购买和使用。执业药师或药师应对患者选购非处方药提供用药指导或提出寻求医师治疗的建议。

10. 社会药房的服务对象　社会药房的服务对象主要有两类人群：一类是持医院处方前来购药的患者，此类人群所占比例较小；另一类是直接购药的消费群体，这类人群是社会药房的主要销售对象，因为到社会药房购药可以省去挂号、开处方等手续烦琐的复杂环节，方便且可节省时间。对于自购药品的民众，社会药房的工作人员可以根据他们的自述推荐药品，患者也可以根据病情和用药常识自己选择药品，因此药房和患者在用药上有较大的自主权。

二、国外药房

公元754年，阿拉伯人在巴格达城创建了第一所药房，是专门配制药物和发售药物的机构。欧洲最早的药房是8～10世纪在意大利的萨勒诺，由西班牙的托利多创设的。采购药材及将其加工制成制剂，发售等工作都在药房中进行。之后，在英国、法国、荷兰的一些城市开始设立了一些私人经营的药房。13世纪，欧洲脱离了宗教控制，药学作为医药卫生事业的一部分归政府管理。随着药房的出现和发展，逐渐产生了药学方面的专家,医师和药师已开始分业。由于医学的发展及药物数量和品种的增加,国外药房作用日益重要,大大推动了药学科学的发展。

(一)德国药房

德国实行"医药分离"的制度。药房基本上分为两类：医院药房和社会药房(或公共药房)。德国药房的药品采购均通过计算机网络,不论是医院药房还是社会药房,每个药品品种都可以采购一个最小包装。药房的药品均按英文字母顺序陈列。药房实行统一标志。

1.德国医院药房　在德国,不是每个医院都有药房,只有较大型的医院才有药房。一般一个医院药房可为五六家医院提供药品供应服务。比如德国的第三大州巴登-符腾堡州首府斯图加特市有综合医院、专科医院25家,医院药房只有5家。

(1)特点　德国医院药房的最大特点也是和我们国家医院药房最大的区别是医院不设门诊药房,只设住院药房。医院药房只负责为医院的住院患者提供药品,不接待门诊患者。药品由药房直接发放到病区,由护士保管,护士按医嘱将药品发放给患者。所以在德国医院药房工作的药师不直接接触患者。

(2)工作内容　医院药房的工作内容主要有药品采购和供应、医院制剂的配制、抗肿瘤制剂和婴儿营养制剂的配制、药检、特殊药品的调配与管理、药品质量管理、药品不良反应报告、医护入室用药咨询、临床药学(主要是药师参与临床药物治疗)、教学和在职人员培训等。

2.德国社会药房　德国患者看病一般找家庭医生或私人诊所,凭医师开具的处方到社会药房才能买到药品。德国社会药房数量极多,平均3800位居民就有一个药房,社会药房随处可见,取药非常方便。Discount-Apotheke(DC德式康线上药房)是经过德国官方认证的网上药店,诞生于德国历史名城奥芬巴赫(Offenbach),目前已经成为德国排名前7位的线上大药房。DC德式康线上药房是德国众多制药企业的直接合作伙伴,拥有包含处方药、保健用品、母婴用品、药妆、有机护肤品等在内的上万种优质产品、稳定的货源和价格,能满足各类人群的需要。

3.药学人员　药学人员包括 3 类：药剂师、药学技术人员和药品采购保管人员。其中药剂师负责药品调剂、制剂、药检、咨询及指导、监督和管理工作；药学技术人员不能单独从事调剂、制剂和药检工作，这些工作必须在药剂师的监督下才能进行；药品采购保管人员只能担任药品的采购、保管及其他非专业性工作。

4.药品陈列要求　德国对药品陈列也有要求，处方药要放在患者既不能直接看到，也不能直接拿到的药柜内；非处方药按用药功能排列，放在患者能直接看到，但不能自己拿到的药架上。

5.处方　德国处方均为统一格式，国家（政府）医疗保险公司报销所用的处方为法定处方，因处方颜色与玫瑰颜色相近，所以也有"玫瑰处方"之称。私人医疗保险公司所用处方多为白色、蓝色或绿色等颜色。药师在调配处方时，除向患者做发药交代等药学服务外，同时还将患者的个人资料及用药情况在计算机内保存备用。

（二）美国药房

美国也是一个医药分开的国家，与德国一样，医院一般只设住院药房不设门诊药房，门诊患者凭医生开具的处方到社会药房取药。所不同的是美国的连锁药店发展迅速，而且规模大、分店多。美国连锁药店公司（指拥有 4 家以上药店的企业）出现在 20 世纪初。相对于独立药店而言，连锁药店比独立药店的优势明显很多，最大的优势是进货量大，可以从供应商那里得到更优惠的价格，再以较低的价格向顾客销售，从而能够比独立药店招揽到更多的生意。

社会药房大多数设在超市的某个区域中，配有书报杂志、防病用药介绍等宣传资料，此外还有电话、自动测压计及饮水等设备。在美国，患者可在超市自行购买非处方药，而处方药必须在社会药房由药师审核后购买。

1.美国药房发展历程　18 世纪时，美国的药店也只销售药品。到 18 世纪末，随着人口向西部迁移，处在美国西部地区的药店逐渐发展成为人们进行货物交易的场所。顾客在药店里用食品、动物毛皮、自制布匹以至于任何有用的商品来交换所需的药品，药剂师再将交换来的商品重新在药店销售。随着这种商品交换方式的发展和繁荣，药店商品愈加多样。到19世纪初，药店已发展成为美国小城镇的重要社交场所和社区健康中心。

20世纪初，美国医药零售业出现了连锁药店公司。由于连锁药店购买可以获得较低的采购价格，其零售价格低于一般的单体药店，因此比一般的单体药店能够获得更高的营业额；同时，由于集约化管理，连锁药店节省更多人工成本和商品存储费用，从而降低运营费用，获得更多利润。20世纪50年代，美国医药零售业出现了新型商店。随着美国医药零售业和医疗保险业的发展，在美国政府的积极参与下，美国的普通超市和量贩店（便利超市的一种）开始销售药品和相关产品，这对传统零售药店形成了很大威胁，药品零售业开始了兼并和收购的浪潮。

近年来，随着美国医药卫生体系关注焦点逐渐向预防保健、患者教育和疾病结果控制的转移，患者和整个社会对前期预防的重视程度日益增加，人们希望社区药师能够承担起疾病前期预防指导专家的重任，在进行合理用药咨询的同时，对疾病进行有效的前期控制，这一趋势将导致零售药店成为兼具健康药房、保健服务中心和便利商店特点的综合社区终端。

2.美国药房发展趋势　　美国是医药分开的国家，门诊患者在取得医生处方后，便到药店取药。这种制度的优越性十分突出，可保证患者安全用药获得双重保险。其一，避免因医生与药品处方存在利益关系而衍生的大处方问题；其二，患者拿处方到药店购药时，药剂师会对处方先进行评价，一旦发现处方存在用药不合理或安全隐患时，药剂师会致电开处方的医生，要求其对处方进行修改，形成对处方的监督机制。因此在美国，要求药师具备较高的专业素质，能够就特殊疾病的各种各样问题与患者做全面的沟通，药师必须与药房附近医疗单位的医师建立良好的业务往来关系。随着美国医疗体制的改革，药房专业化将是大势所趋，经营品类扩充、药师队伍扩编、药师素质全面提高等发展趋势都将有利于零售药店高速发展。

第四节 药　师

一、药师

药师，一般是指受过高等药学专业学历教育，在医疗、预防、保健机构，药品生产、药品经营单位及其他药事机构中，长期从事药物调剂、制备、检定、生产和药学服务工作，并依法经资格认定的药学技术人员。

药师的分类与从业范围

1.药师的分类

（1）按主管部门分类　①医疗卫生事业单位主管的药师分为药师和临床药师。②药品监督管理部门主管的药师分为执业药师、从业药师、驻店药师、农村药品经营企业药学从业人员、药品销售员和医药代表等。国务院国有资产监督管理委员会商业技能鉴定中心主管的药师为药品咨询师。

（2）按所学专业分类　可分为西药师和中药师。

（3）按卫生技术职务分类　西药人员可分为药士、药师、主管药师、副主任药师、主任药师。中药人员可分为中药士、中药师、主管中药师、副主任中药师、主任中药师。

2.药师从业范围　我国涉药职业和所从事的工作范围较广。从事药师职业的主要人员基本来自医药院校毕业的药学专业的学生，所进入的岗位大多数是在制药工业、科研院所、医院药房、经营企业、零售药房和管理机构等。

（1）医院药师　医院药师通常是指受过药学专业教育，在医疗卫生机构、药事机构从事药品调剂、制备、检验和生产等工作，并经卫生部门审查合格的药学人员。根据卫生部《卫生技术人员职务试行条例》的规定，取得药学专业技术职务任职资格人员，其系列职称为初级（包括药士和药师）、中级（主管药师）、高级（包括副主任药师、主任药师）。

（2）临床药师　临床药师是指医疗机构内深入临床、开展药学查房和进行治疗监测,为患者提供个体化用药方案,参与患者治疗方案过程,为保证药物治疗的安全、有效、合理、经济而进行药学服务的药学技术人员。临床药师应由具有药学专业本科以上学历,并取得中级以上药学专业技术资格的人员担任。

(3)执业药师 执业药师(licensed pharmacist)是指经全国统一考试合格,取得《中华人民共和国执业药师职业资格证书》并经注册,在药品生产、经营、使用和其他需要提供药学服务的单位中执业的药学技术人员。执业药师是开展药品质量管理和药学服务的专业力量,是合理用药的重要保障。执业药师对违反《中华人民共和国药品管理法》及有关法规、规章的行为或决定,有责任提出劝告、制止、拒绝执行,并向当地药品监督管理部门报告。执业药师在执业范围内负责对药品质量的监督和管理,参与制定和实施药品全面质量管理制度,参与单位对内部违反规定行为的处理工作。药品零售企业应当在醒目位置公示《执业药师注册证》,并对在岗执业的执业药师挂牌明示。执业药师不在岗时,应当以醒目方式公示,并停止销售处方药和甲类非处方药。执业药师应当按照国家专业技术人员继续教育的有关规定接受继续教育,更新专业知识,提高业务水平。国家鼓励执业药师参加实训培养。

(4)从业药师 国家有关部门为弥补执业药师数量不足的情况而设立过渡性政策,允许从业药师在一定的时期内替代执业药师的职能。部分省、自治区、直辖市药品监督管理局委托具备条件的单位对申请从业药师资格认定的人员进行药事管理及法规知识培训,然后药品监督管理局负责组织对申请从业药师资格认定的人员进行考试考核。考试考核合格者,由省、自治区、直辖市药品监督管理局颁发由原国家食品药品监督管理局统一印制的《从业药师资格证书》,该证书在全国有效。从业药师只是过渡,随着医药专业人才的不断充实,从业药师将逐渐退出历史的舞台。

(5)驻店药师 驻店药师是指具备执业药师、从业药师资格或具备药师(《医疗机构药事管理暂行规定》中规定的)以上药学技术职称,在社会药房和药品零售企业从事用药指导和处方审核的人员。一般由各省级药品监督管理部门进行资格认定,只在各省区域内有效和认可。驻店药师和从业药师一样都是国家在执业药师数量严重不足情况下的过渡性政策。事实上，在药品经营企业中，执业药师、从业药师和驻店药师三者是可以替代的。

（6）农村药品经营企业药学从业人员　乡村药品经营企业药学从业人员，业内亦称为赤脚药师，指那些在县以下农村药品零售企业工作，并符合下列条件的药学从业人员：①具有高中以上（含高中）文化程度，西部和经济欠发达地区可根据实际情况，适当安排初中以上（含初中）文化程度人员。②身体健康，品行良好，具有一定的药学实践经验。③未取得执业药师、从业药师资格。

（7）医药代表　医药代表指在药品监督管理部门备案，熟悉现代医药基础理念和医药行业政策法规的，面向医疗机构合理规范地实施药品营销活动的人员。另一种说法是受过医、药学专门教育，具有一定临床和药学理论知识及实际经验，经过市场营销知识及促销技能的培训，从事药品推广、宣传工作的医药专业人员。

（8）药学咨询师　药学咨询师由国务院国有资产监督管理委员会商业技能鉴定中心颁发证书，是指从事药房或其他医疗保健机构的药学服务工作、为顾客提供药物使用的针对性专业建议和信息咨询服务，并完成和创新药学服务业务工作的人员。

二、医院药师的职业素质和能力

药师的价值在于提供用药指导和健康服务，并且这种以患者为中心的服务是以药品为基础的。有很多药师在医院药房调配、核发药品，在药店为患者介绍、售卖药品，却没意识到自己是在提供一种重要的药学服务。药学专业人才在走上工作岗位后，大多从事药师的职业，具备药师的相关职业知识是成为一名合格药师的前提条件，有利于把握好自身定位、认识自己的职业价值、迅速适应工作岗位、更好地为患者服务。

（一）医师与药师职业分工

在医疗实践中医、药各有工作侧重面，医师的职责是诊断疾病和确定治疗方案，药师的职责是帮助医师和患者合理地使用药品。随着社会分工的发展，由于医学和药学各自的专业技术特点不同，出现了医药分业，即发药调配与开处方分开，医疗机构的医师掌握处方权，由药房的药师负责药品的调配管理，其目的是提高医疗质量，保证患者的用药安全。医药分业是医师和药师业务工作的分工,明确了各自的专业范围,即医师有处方权,药师有审核和调配处方权。医疗机构药师可以协助医师进行治疗活动,但不能代替医师对患者进行诊断和治疗;与此同时,医师可以根据患者的病情提出诊断,开具处方和医嘱,但不能代替药师调配处方。具体来说,医师和药师的职业分工如下。

1.医师　专职于诊断、处置和开具处方。①辨认疾病:检查患者,包括主观检查(问诊)和客观检查(体格检查)两部分。②做出诊断:通过科学思维、分析及综合检查患者所获得的材料(症状、体征和实验室检查),做出正确诊断。③治疗疾病:根据对疾病的诊断,设计、实施治疗方案(药物、手术、放射、物理治疗等),随后通过对患者的进一步观察评价治疗效果,最后评估疾病的结局。

2.药师　依据医师开具的处方调剂药品,并提供用药指导等药事服务。①运用现代药学知识正确审核和调配处方。②参与临床药物治疗,协助医师正确用药。③向患者详细交代药品使用的方法及注意事项,进行用药教育,指导患者正确使用药品。

(二)医院药师应具备的专业技能

药师应树立强烈的社会责任心和良好的职业道德,努力学习药学知识和实践技能,全面提高自己的职业素质。娴熟的专业技能是药师对专业知识和技术的掌握能力,是药师运用专业知识完成工作的能力,是药师做好工作让医护人员和患者满意的能力。

1.熟悉药房所销售药品的情况及特殊药品的使用管理办法　患者在药房取药时,希望方便快捷,这是门诊患者最主要、最基本的心态。这就要求药师在最短的时间内实行优质的药学服务,所以药师必须熟悉药房销售药品的种类、存货、分类位置、价格及特殊药品的使用方式等,并能熟练地进行计算机操作。

2.审核处方　药师应该利用所掌握的专业知识对医生处方进行全面的审核,除用法用量等常规审核外,还应注重药物相互作用及禁忌证等更深层次的审核,并及时与医生交换意见,达到合理用药的目的。

3.掌握药品调剂工作　药品调剂工作是药学工作的重要组成部分,是患者在药物治疗中不可缺少的部分。21世纪的调剂工作应该是技术信息型和医药结合型的模式,药师在药疗过程中应该发挥保证药品供应、保证药品质量、保证患者合理用药的作用。因此,熟练掌握药品调剂知识,是药师必须掌握的实践技能。药品调剂工作也需要牢固的药理学、药剂学和医学知识做基础。以前由护士完成的工作,如调配输液、注射液的混合、外用消毒液的稀释等应由药师来完成,以保证临床用药的安全性。这就要求药师必须对药物的药理作用、配伍禁忌有充分的认识。

4.指导患者合理用药　药师指导患者用药的内容包括药品的适应证、禁忌证,药品的药理作用、注意事项、不良反应、配伍情况、服用方法等,并负责解释患者提出的任何与服药有关的问题,同时包括一些用药常识的介绍,这是患者的需要,也是药师的责任和义务。如饭前、饭后服用的药物,整片吞服和嚼碎服用的药物,与抗酸剂分开服用的药物,儿童限制使用的药物,正确的服药时间,禁用、慎用及未标有儿童使用的药物等。

5.用药咨询与患者教育　现在的药师不应总是站在柜台后面简单地配发药品,而应该走向前台,面向患者和公众提供人性化、规范化的药学服务,包括用药咨询和患者教育,这就要求药师掌握更多的知识和专业技能,更好地发挥专业特长。

6.监测药品不良反应　据WHO专家组报告,我国每年有250万患者因药品不良反应而入院,占住院患者的5%。作为药学人员,收集监测药品不良反应信息是法定义务和责任,也是开展以患者为中心,全方位为患者服务,为患者负责的具体体现。提倡与患者沟通,目的是指导患者安全有效、经济合理地使用药品。另外,收集药品不良反应信息也可为药品的改进、研制、开发及临床使用提供信息,同时通过总体评价丰富自己的用药实践经验。

7.其他　临床药师还要参与危重、中毒患者的抢救工作及疑难病的会诊工作;参与医师查房,向医师解析患者的药动学参数及临床意义,改变医师以往凭经验选药、用药的方法,为医师用药当好参谋。

三、药师的职业道德

医务人员（其中包括药师）应共同遵守的职业道德称为医德，在此基础上，根据不同的职业特点对药师提出一些特殊的行为规范便可称为药德。药德是社会主义道德在药学领域中的特殊体现，是调整和维护药师与服务对象，药师与社会及药师之间的相互关系的行为规范的总和，是药师应当遵守的道德准则。

（一）药师的职业道德规范

药师的职业道德规范，既是反映药师与服务对象关系的行为调节方面的一些基本概念，也是反映药德关系和本质的最基本原则。从药师的职业道德的发展和实际应用出发，可以把义务、良心、荣誉、责任、情感、审慎与保密等作为社会主义药德的基本规范。

1. 义务 所谓义务，广义上是指作为社会一员对他人、对社会应担负的法律及道德的责任。社会主义药德义务既是人民对药师的药德要求，也是药师的药德责任感。我国药学前辈从来就有着为民尽义务的崇高药德，"施行仁术以尽慈善之义务，依照药典以重病民之生命"。他们一贯用"善、恶、义、利"的训诫来约束自己的行为举止，"非义之利勿取，养成规矩的态度，非礼之心勿存，养成正当的行为"。我们应该继承和发扬药学前辈的这些崇高药德，全心全意为人民健康服务。

2. 良心 良心的基本内容有以下两个方面的含义。①药德良心是药德信念和情感的深化，是药师在履行药德义务过程中形成的一种内心深处的自觉意识。②药德良心是药师根据药德要求，对自己的行为做出是与非、善与恶、应该怎样做和不应该怎样做的自我道德评价。"弗配害人之处方本良心而尽天职，弗售毒杀之药品恃药律以保民生"。这是药师十分宝贵的良心，也是一个药师评价自己药德行为的重要标志。

3. 荣誉 所谓荣誉就是药师从药德良心出发，自觉地履行了药德义务，而从工作中或学术上得到的社会赞扬与肯定，并从中产生心理上和情感上的满足与欣慰。"制剂调配确实以增药业之声誉，清洁整齐弗怠以释外人之疑虑"。具有强烈荣誉感的人工作总是认认真真，兢兢业业，奋力进取，从不懈怠马虎，这是他们崇高职业道德在工作上的反映。

4.责任　热爱人民这一社会公德表现在药德中就是对患者的极端负责任,这种责任体现了药师认真执行各项法规对患者严肃负责的道义感。药师和医生、护士一样肩负着维护人类健康的崇高使命,所以工作要严肃认真、细微周到、严格按操作规程办事,对自己工作中的失误、差错和事故,要如实报告,坚决纠正,不能隐瞒,一定做到办老实事,当老实人。

5.情感　情感是由职业特点出发对药师提出的特殊和重要的药德要求。待患者如亲人,急患者之所急,痛患者之所痛,对患者充满同情、爱护之心,百问不厌,细致入微,满腔热忱地为患者服务。古代名医孙思邈说,凡高尚优秀的医家论病,必"先发大慈恻隐之心",对患者"皆如至亲之想""老吾老以及人之老,幼吾幼以及人之幼"。

6.审慎与保密　药师是否具有审慎的道德修养,对患者的身心健康至关重要,《千金方》中说:"人命至重,贵于千金;一方济之,德逾于此",表明了"审慎"在药德行为中的重要意义。因此,药师在调剂工作中应审慎地对待每一张处方,"如临深渊,如履薄冰"。同样,慎言守密也是药师在药学服务中所应必备的一种道德品质,它属于医德的特有范畴之一。保密首先是指对病情保密,其次是指对患者隐私保守秘密,否则可能影响患者诊治甚至造成不良后果。

(二)药师誓言

相传我国古代有志从医者,都要举行拜师礼。在拜师礼上,师傅要把自己对徒弟的具体要求和希望(特别是医德方面的)当着家长的面,逐条说一遍。学生复述首肯后,师徒关系才算正式建立。这应该是我国从医誓言的初始形式和内容。

被誉为西方医学之父的希波克拉底(公元前460—377年),曾写过一篇"从医誓言",是西方每个医生必须恪守的格言,亦是后世许多医德准则的基础。1948年世界医学会在希波克拉底誓言的基础上,制定了《日内瓦宣言》,作为医生的道德规范。1988年美国医学伦理学家E.D.彼莱格里诺和D.C.托马斯马在《为了病人利益》一书中根据医学的发展和人类社会的进步,提出了"一个医生所承诺的促进患者利益的义务",

这被西方国家许多医学院校用来作为医学生毕业时需背诵的誓词,有人称为"后希波克拉底暂言"。世界卫生组织也有"从医誓言"的倡议,总之,"从医誓言"是值得提倡的,在一定程度上,可以起到"形于外,而诚于中"的作用。

2017年11月18日,在第27届全国医院药学学术年会暨第77届世界药学大会卫星会开幕式上,中国药学会医院药学专业委员会朱珠主任委员,代表中国药学会医院药学专业委员会发布了药师誓言。

四、药师的学术组织

（一）中国药学会

中国药学会（Chinese Pharmaceutical Association，CPA）成立于1907年,是中国最早成立的学术团体之一,是由全国药学科学技术工作者自愿组织依法登记成立的学术性、公益性、非营利性的法人社会团体,是党和政府联系我国药学科学技术工作者的桥梁和纽带,是国家推动药学科学技术和民族医药事业健康发展,为公共健康服务的重要力量。中国药学会是国际药学联合会和亚洲药物化学联合会成员。学会下设7个工作委员会,19个专业委员会,主办12种学术期刊。

中国药学会的主要任务为:开展药学科学技术的国内外学术交流;编辑出版、发行药学学术期刊、书籍;发展同世界各国及地区药学相关团体、药学科学技术工作者的友好交往与合作;举荐、表彰、奖励在科学技术活动中取得优异成绩的药学科学技术工作者;开展对会员和药学科学技术工作者的继续教育培训;普及推广药学及相关学科的科学技术知识;反映药学科学技术工作者的意见和要求,维护药学科学技术工作者的合法权益;接受政府委托,承办与药学发展及药品监督管理等有关事项,组织药学科学技术工作者参与国家有关项目的科学论证和科学技术咨询;开展医药产品展示、提供医药技术服务与推广科研成果转化等活动;举办为会员服务的事业和活动;依法兴办符合本会业务范围的事业与企业单位。

在中国药学会下属专业委员会中,医院药学专业委员会所代表的医院药师队伍最为庞大。医院药学专业委员会下设儿科药学专业组、感染药学专业组、肿瘤药学专业组和药学信息利用与评价学组等，医院药学专业委员会十分注重行业建设、学科建设和人才梯队建设，每年组织大量学术会议和培训班，于2005年组织起草并颁布了指导医院药房调剂业务的《优良药房工作规范》。医院药学专业委员会多年来注重药剂科规范化管理与用药安全，于2011年12月起成立用药安全项目组，通过学习借鉴国际用药安全领域的先进理念和经验，深入研究医疗机构用药安全的规律和特点，为我国建立有效的用药错误防范措施、推进医疗机构用药安全的持续改进，做了大量研究和普及工作，包括先后开展了全国医院药师用药安全调查、医院药学服务视觉标识系统等研究、宣传推广用药安全文化等。为了促进用药错误防范的学术交流，还组织召开了国际用药安全学术论坛，编写《用药安全时讯》和《中国医学论坛报》"用药安全专栏"，并发布了2015版和2020版《高警示药品推荐目录》。

（二）中国药师协会

中国药师协会是由具有药学专业技术职务或执业资格的药学技术人员及相关单位会员自愿结成的全国性、行业性、非营利性社会组织。中国药师协会前身是中国执业药师协会，成立于2003年2月，2014年5月经中华人民共和国民政部批准，正式更名为中国药师协会。中国药师协会的登记管理机关是中华人民共和国民政部，党建领导机关是中央和国家机关工委。协会宗旨是：自律、维权、协调、服务。致力于加强药师队伍建设与管理，维护药师的合法权益；增强药师的法律、道德和专业素质，提高药师的执业能力；保证药品质量和药学服务质量，促进公众合理用药，保障人民身体健康。业务范围包括：①履行团体职责，加强药师的自律管理，规范药师的执业行为，维护药师的合法权益。②参与法律、法规和规章的制定，宣传、贯彻、落实有关法律、法规及合理用药的政策措施。③制定药师的职业规范、道德准则。④协助政府有关部门制定全国合理用药管理的工作目标、工作方案、相关管理措施和管理规范。⑤宣传、推广药学新理论、新知识、新技术、新方法，促进药学技术的发展和进步。⑥组织开展国内外药学技术的学术交流与合作。⑦组织开展相关课题研究，为政府制定相关的法律、法规提出建设性意见。⑧开展药师队伍建设研究，加强药师继续教育管理，科学、有效地组织开展相关培训工作。⑨依照有关规定，编辑出版《中国执业药师》杂志和有关书籍，宣传合理用药知识，向专业人员及公众提供药学信息和健康知识服务。⑩经政府有关部门批准，表彰、奖励在医疗、预防、保健工作中，为推动合理用药、保障公众健康做出突出贡献的药师。⑪承担政府委托的有关药学学术发展、药品合理使用、全民健康促进等方面的任务。

(三)中国医院协会药事管理专业委员会

中国医院协会药事管理专业委员会（简称本专业委员会）是中国医院协会（以下简称总会）所属的二级学会，是在总会领导下的全国性医院药学部门及其药师和医疗机构药事管理工作者的非营利性、群众性行业组织。本专业委员会是国家卫生行政部门联系医疗机构药学部门及其药师和医院药事管理工作者的纽带，是其加强医院药事管理工作的助手。医疗机构药师、药事管理及其他与本专业委员会有关的药学工作者都是本专业委员会的基本服务对象，全国各级各类医疗机构药学部门是本专业委员的基层活动单位。

本专业委员会的宗旨是团结和组织全国各级各类医疗机构药学技术人员和药事管理工作者开展医院药事管理工作的科学研究和实践，交流科学管理的经验，促进临床药学学科建设和医院药学人才的成长，为提高药学服务质量，促进药品安全、有效、经济的合理使用，保护患者用药权益，为保障民众健康和社会主义现代化建设服务，为促进医院药学部门工作的科学化、规范化、标准化、法规化管理，提高各级各类医疗机构药学部门主任和药师的技术水平、管理能力和工作效率提供指导和服务；积极提倡、推动医疗机构药学部门和药师的自尊、自律、自爱，维护医疗机构药学部门和药学工作者的合法权益，反映医疗机构药学部门及药学技术人员的意见和要求。

第四章 用药错误及其防范措施

药物治疗的目的是获得预期的治疗效果，使疾病好转或痊愈，即提高患者生活质量，同时使患者承受风险最小化。已知的、潜在性的用药风险与药品（处方药和非处方药）的质量、给药方法和给药设备相关。由此类风险导致的事故或危险称为药源性损害或药品不良事件，包括药品不良反应（ADR）和用药错误（Medication Errors，ME）。

临床用药过程中，一旦发生用药错误，轻者延误患者治疗，重者给患者造成生理和心理创伤，甚至造成死亡。

1999年12月美国医学研究所（Institute of Medication，IOM）报告，在美国每年死于医疗过错的有48000人至98000人，其中与用药错误有关的大约7000人。2006年IOM报告，在美国每年死于用药错误的竟达15000余人。因此，不能轻视药物治疗错误，需要建立有效的系统来控制处方/医嘱、药品调配和药物使用，以预防用药错误的发生。

第一节 基本概念

一、用药错误的定义

"Medication Errors，ME"的译文有"用药错误"、"用药差错"、"用药失误"、"用药疏失"、"药物治疗错误"、"药疗差错"等。卫生部、国家中医药管理局、总后勤部卫生部发布的《医疗机构药事管理规定》第四十三条中称为"用药错误"并有明确的定义。

（1）美国食品药品监督管理局（FDA）定义的用药错误是指"药物使用过程中发生的任何可预防的事件（Preventable Event），用药不当甚或招致病人损害的事件"。

（2）美国国家用药错误通报及预防协调审议委员会（NCCMERP）给用药错误的定义为"医务人员、患者或消费者在使用药物过程中，发生的任何可防范的可能引起或导致用药不当或造成患者伤害的事件"。此类事件可能与职业活动、医疗产品、程序和制度相关，涉及处方、处方传递、产品标签、包装，以及名称、调剂、配方、流通、管理、教育、监测和使用。

（3）我国2011年3月1日施行的《医疗机构药事管理规定》对用药错误的定义是"指合格药品在临床使用全过程中出现的、任何可以防范的用药不当"。

二、用药错误的分类

用药错误包括处方错误、调剂错误、给药错误和患者依从性错误。对用药错误正确分类，有助于了解用药错误发生的原因，追寻错误根源并制订有效的防范措施。美国卫生系统药师协会（American Society of Health System Pharmacists，ASHP）在《医院用药错误的防范指南》中指出用药错误分类及原因如下：

（一）按药物治疗过程分类

临床药物治疗过程一般涉及医师、药师、护士、患者及其家属等。用药错误可能发生在药物治疗的全过程的有关参与者，包括医师处方/医嘱错误、处方转录错误、药师处方调剂错误、给药和监测错误。

1.医师处方错误　医师决定采用何种用药方案（包括选择药物、剂量、剂型、配伍及用药途径等）的过程。发生在该环节中的错误统称为处方错误。

（1）错误的药物选择，如不恰当的适应证、禁忌证、已知的过敏反应、过量的药物治疗和其他因素。

（2）对所用药品不熟，如同一药物的不同商品名，同类药物的不同品种，造成重复用药。

（3）错误的药物剂量、剂型、数量、给药途径、浓度、给药次数等；调剂部门在处方审核、调配、核对、发药者未能发现，依照错误处方调配。

（4）处方书写不规范，潦草，简写，小数点不明确，用字母、药名的前缀或后缀来代替药名。

（5）不熟悉药物不良反应和配伍禁忌、超剂量用药等。

（6）医师打电话口述处方或医嘱使用发音酷似的药品名称，护士易发生错误。

2.药师调剂错误　从调剂部门受理医师处方/医嘱，整个调配阶段包括：处方/医嘱审核、计算错误、调配、核对、发药（包括自动化分发设备）、给错患者（张冠李戴）、用法交代错误（标签书写不清或有误或贴错、应交代的未交代）的全过程。发生在该环节中的错误统称为调配错误。

3.护士给药错误　发错药、打错针、漏发药、漏注射居护理用药错误的首位。具体表现为：

（1）遗漏错误，包括漏发药、漏注射。

（2）处理医嘱错误：护士将医师处方/医嘱转录或抄写发生错误（包括计算机和手工操作），或在传递给其他医护人员过程中发生的错误。发生在该环节中的错误称为"转抄错误"。

（3）给药对象错误，给错患者（张冠李戴）。

（4）操作不规范，包括：错误的给药技术如粉针溶解不完全、给药时使用的程序或技术不当、给药剂量错误（计算错误、输液量错误）、给药途径错误（如肌内注射药用于静脉注射）、给药间隔错误等；交接班不清，特殊药物治疗没仔细地交班，接班后没及时检查是否还有其他的治疗。

4.患者用药错误　患者依从性差，不遵医嘱，不按时按规定剂量服用药物导致用药错误。

（1）误解医嘱，如缓/控释片压碎或嚼碎服、直接吞服阿司匹林泡腾片等。

（2）超剂量使用，不按医嘱用药剂量，增加单次用药剂量，缩短或延长给药间隔等。

（3）遗漏错误，慢性病用药问题，尤其老年人长期服药，因记忆力差常出现漏服、错服、多服药品现象。

（4）药物相互作用错误，患者自行使用非医师处方药品（市售药物）、保健品等发生药物相互作用。

（二）按给药错误事实分类

美国卫生系统药师协会（American Society of Health System Pharmacists，ASHP）在《医院用药错误的防范指南》中将用药错误分为12类：

1.处方错误　错误的药物选择（如未按照适应证、禁忌证、已知过敏反应、现有药物治疗情况和其他因素），不恰当的剂量、剂型、数量、用药途径、浓度、给药频率等。包括单一适应证重复处方、用药过量或不足、用药时间间隔不当、为患者处方过敏药物、非法处方等。

2.遗漏用药　患者在预定用药时间没有用药。

3.用药时间错误　未根据预定的时间间隔用药（应明确允许调节的范围）。

4.处方权限错误　患者不是从有处方权的医师处开到处方。

5.剂量错误　处方剂量适当，但实际所给剂量与处方不符。一般是计算错误、单位换算错误、估算不当引起。

6.剂型错误　医师处方剂型正确，实际所给药品剂型与处方不符。

7.药品配制错误　在需要配制药品时，特别是重新配制时出错。往往发生在静脉输液配制时。

8.给药技术错误　将药物以不适当的方式应用于患者，如静脉给药速率过快、只能肌内注射药品静脉使用了。

9.使用变质药品错误　使用了过期药品或因养护不当而提前降解的药品。

10.监测错误　用药监测不当或不足，未能根据患者症状、体征或实验室检查等对药物疗效和毒性做出正确的评估并及时采取措施。如未对使用氨基糖苷类药物的老年患者监测肾功能、给药前未查阅病史，造成药物相互作用等。实验室监测结果错误，导致用药量过高或过低。

11.依从性错误　患者不根据医嘱用药，随意增减或停止用药。是医师、药师、护师用药指导不力的直接后果，应加强对患者的教育与随访。

12.其他用药错误　除上述以外的任何用药错误。

（三）按照转归或严重程度分类

美国国家用药错误通报及预防协调审议委员会（NCCMERP）将用药错误引起后果的严重程度分为9级。

1.出现用药错误（包括已经得到纠正，未累及患者），但未造成伤害：

A级：客观环境、条件或事件隐患（如药物外观或标签相似）可能引发错误，但能得到及时纠正（差错未发生）。

B级：发生差错但未发给患者（如处方/医嘱或调配错误，但在患者用药前被发现而纠正）。

C级：错误发生且累及患者，但对患者未造成伤害（如患者已用了给错的药，未导致不良反应）。

D级：错误已发生，累及患者，需要监测差错对患者的后果，并根据后果判断是否需要采取措施预防和减少伤害。

2.出现用药错误，造成伤害：

E级：给药错误导致需要处理或干预，并造成患者暂时性伤害的错误。

F级：给药错误导致入院或延长住院日并造成患者暂时性伤害的错误。

G级：给药错误导致患者永久性伤害。

H级：给药错误导致患者生命垂危事件。

3.导致死亡性的用药错误：

Ⅰ级：导致患者死亡的用药错误。

第二节 用药错误的防范

用药过程的各个环节都有可能发生用药错误，而不仅仅是某一个方面。因此，防范用药错误是一系统工程，涉及管理者、医师、药师、护士及相关人员。

一、加强领导，严格管理

（一）建立健全医院药事管理与药物治疗学委员会（组）

药事管理与药物治疗学委员会（组）要定期召开会议对临床用药情况进行总结，从制度上、管理上查找隐患，及时总结经验、吸取教训。

1.落实《药品管理法》《医疗机构药事管理规定》《处方管理办法》等有关法律、法规、规章制度。

2.确保进入院内的药品质量，从源头上防止因药品质量造成的用药错误。

3.制定并执行本院的药品处方集和基本用药供应目录，执行卫生行政部门或有关专业学术团体制定的药物治疗指南、诊疗常规和诊疗流程。制定医院临床用药的监测和评价、药品遴选和药物使用政策相关的规章制度，保障临床用药安全，积极防范药物不良反应和临床用药错误。

4.创建"以病人为中心"的安全的医疗、药品调剂环境，制定切实可行的用药管理制度、标准规范、作业流程、质控指标和监测方式，监督执行并不断完善，持续改进。

5.加强对医师、药师、护士及相关医务专业人员的继续教育，以提高临床合理用药水平。

6.提供患者用药咨询与指导，提高患者用药的依从性。

（二）完善医院检查系统和电子信息系统

如在计算机信息系统中嵌入用药安全模块，医生处方选药时出现剂量错误、存在药物相互作用或配伍禁忌，可能存在严重药物不良反应等，系统都会有警示提醒，可减少错误的发生率，提高临床用药的安全性。

（三）坚持处方点评制度

对处方书写的规范性及药物临床使用的适宜性（用药适应证、药物选择、给药途径、用法用量、药物相互作用、配伍禁忌等）进行评价，发现存在或潜在的问题，制定并实施干预和改进措施，促进临床药物合理应用。

（四）建立用药错误登记和报告制度

发生用药错误，应当积极救治患者，并做好观察与记录。按照国家有关规定向相关部门报告用药错误。

（五）保证合理的调剂人员数量和合适的调剂环境

必须安排足够的调剂部门人员，以保证调剂人员有合理的工作量，尽量避免超负荷工作；提供适合本机构调剂工作环境，经常检查调剂环境可能存在的错误源，确保调剂工作顺利。

（六）加强培训与继续教育

创造条件为医务人员提供继续教育的机会，加强对医务人员的药物相关知识和信息化支持系统等跨专业的培训。加强对医务工作者的用药安全教育、责任心教育和工作岗位职责的绩效考核。

二、明确岗位职责，增强防范意识

（一）医师用药错误的防范

1.医师处方/医嘱用药错误的防范　医师处方/医嘱是用药错误可能发生的早期阶段。首先医师开出正确规范的处方或医嘱，不仅可以防范自身的用药错误，而且可以防止药师和护士误解而导致的给药错误。

2.当要确定给予患者药物治疗方案，处方医师应全面收集相关资料，包括文献资料、临床治疗指南、与临床药师沟通、与其他医师交流、参加专业继续教育项目等方法，掌握最新知识动态。当处理非典型或很少碰到的病例时查找资料是非常关键的。注意厂商和医药杂志广告宣传的真实性，防止误导错误用药。

3.处方医师在开具新的或添加药物前，应评估患者整体状况和审核目前正在使用的药物，以确定可能发生的药物相互作用（协同或拮抗作用）。为了评估和优化患者的药物治疗方案，必须恰当地监测临床症状和体征，以及相关的实验室检查数据。

4.应熟悉开处方/医嘱程序，参与药物利用评估，规范药品使用权限，开出新的医嘱时需提醒护士和其他人员需处理的新医嘱程序、标准给药时间以及审批的缩写语。

5.用药医嘱应完整，包括患者姓名、药物通用名、商品名（如果需要特定的产品）、给药途径和部位、剂型剂量、浓度、用量、给药频率、处方者签名。在某些情况下，应具体写明稀释比例和使用时间、用药次数。

6.确保处方/医嘱内容清楚、明确规范、完整，字迹应清晰易辨，以避免辨认不清出现调配差错。

（1）不使用不规范不明确的缩写，例如，写"每天一次"或qd而不写q.d.，可能被误认为q.i.d.（被误认为一天四次），或被误认为o.d（右眼）。

（2）不用不清楚的用法说明，如"按说明书服用""遵医嘱"等。

（3）使用精确的药物剂量单位（如毫克）而不写剂型单位（如一片或一瓶）。

（4）按照标准命名法开药方，使用药物的通用名（联邦政府用名或USAN）、正式名或商品名（如果医疗需要）。避免地方性命名、化学名、不被认可的缩写药名、只写首字母或化学符号。

（5）在小数表达时使用引导零（如0.5ml），而不使用末尾零（如5.0ml），因为可能导致10倍的过量用药。

（6）"units"（单位）应拼写出全名，例如10单位胰岛素，不缩写成"10u"，因为可能被误认为是"100"。

7.开方医师尽可能地与患者、看护交流，说明药方和任何需预防和观测的情况，包括过敏反应。

（二）药师用药错误的防范

药师增强用药错误的防范意识，不仅杜绝自身用药错误发生，而且监督检查医师、护士等有关医务人员造成的用药错误，从而降低用药错误的发生率。

1.严格执行处方审核制度,认真逐项检查处方前记、正文和后记书写是否清晰、完整,并确认处方的合法性,切实审核处方用药的适宜性。

2.正确调配处方/医嘱,要求药师熟练掌握和严格执行调配规程、用药程序和安全配发,认真执行"四查十对"制度。

3.配齐一张处方的药品后再取下一张处方,遇字迹潦草的处方应与医师联系确认后再配发,以防差错。

4.药品摆放有序,包装相似、读音相近等应分开摆放,是减少取药差错的重要防范措施。

5.建立高危药品管理制度,高危险药品是指药理作用显著且迅速、易危害人体的药品,包括高浓度电解质制剂、肌肉松弛剂及细胞毒化药品等。其特点是出现的差错可能不常见,而一旦发生则后果非常严重。

6.采取柜台式发药,面对患者叫名发药,对照处方逐一向患者交代用法并交药到手,杜绝发错药。

7.开设咨询窗口,提供用药咨询服务,如用药注意事项、最佳用药时间与方法、储存等,防止用错药。

8.药师应为临床提供新的药物治疗学信息;定期开展合理用药评估工作,发现并纠正不合理用药。

9.贯彻预防为主、持续性改正的质量管理方针,加强事前教育、事中督察与事后点评,做到赏罚分明。

(三)护士给药错误防范

护士直接对患者提供看护和给药,是药物治疗过程中检查的终端。所以,护士相对于其他医务人员能更容易发现和报告用药错误,因而他们对减少用药差错起到了重要作用。

1.严格执行护士给患者用药的"三查七对"制度。"三查七对"主要是针对患者服药、注射、输液的查对制度,减少操作差错。"三查"是指给药前查、给药时查、给药后查（针对给患者用药三查内容：一查药品的有效期，配伍禁忌，二查药品有无变质、浑浊，三查药品的安瓿有无破损，瓶盖有无松动）；"七对"是指查对床号、查对姓名、查对药名、查对给药剂量、查对给药时间、查对给药浓度、查对给药方法。

2.熟悉用药医嘱和药物使用系统，参与药物利用评价（DUE）、医嘱处理和标准给药时间等。认真核查用药医嘱和配伍变化及药物相互作用等，加强与医师、药师的沟通，确保用药安全有效。

3.给药浓度、剂量、输液速度及其他数学计算应当由第二人（如另一位护士或药师）来检查核对。

4.熟练掌握所有给药设备，如输液泵、气雾发生装置的操作方法以及使用过程可能出现差错的地方。

5.应当与患者或看护人交流，以确定他们明白药物的用法、特殊注意事项或观察的事项，了解用药后的不良反应及病情变化等。尽可能在第一次给药前为患者提供咨询服务。

6.在给药时，若患者存有疑问或拒绝某一种特定药物时，在给药前细心倾听患者意见，解答疑问，并重新核查医嘱和调配的药品，确保不发生可预防的错误，如给错患者、错误的用药途径以及重复给药，如果患者拒绝服用处方上的药物，应在其病历中作记录。

（四）患者用药错误防范

加强患者的用药教育，尤其老年患者、孕妇、哺乳期妇女及儿童用药指导，以提高患者用药的依从性。

1.指导患者必须告知医师（或药师、护士）所有的已知症状、过敏反应、敏感症、当前用药及自我药疗情况，以免重复用药或产生药物相互作用。

2.患者可随时向医师、药师、护士对接受的治疗和流程提出问题，防止可能发生药物不良反应或用药错误。

3.患者对给予的药物治疗方案有知情权，当感觉有异常情况时，应及时与医务人员沟通。

4.在咨询专业医务人员的用药合理性之后，患者应按照指导接受所有药物治疗。

第三节　用药错误的监测与管理

一、用药错误的监测

《医疗机构药事管理规定》明确规定：医疗机构应当建立用药错误监测报告制度，临床科室发现用药错误后，应当积极救治患者，立即向药学部门报告，并做好观察与记录。可能或已经造成患者损害的用药错误应当立即向所在地县级卫生行政部门报告。

为了监测用药错误，医疗机构管理人员应根据实用性、可行性建立持续质量改进的最佳方案。应当记录和鉴定用药错误，并研究错误发生的原因，以便制定或修正相关的防范用药错误的制度与措施，举一反三，以免再次发生类似的用药错误。

充分应用现代化信息技术，如借助各种合理用药监测系统（处方审查系统、药物相互作用检测系统、自动输液系统等），实时监测用药错误。

二、用药错误的管理

用药错误可发生于用药过程的参与者如医师、药师、患者及其监护人、护士，任何一个环节不当的操作程序。而用药错误的后果可能较为轻微，也可能给患者带来严重损伤甚或致命的危险。因此，一旦发现用药错误，结合错误严重性评估，对用药错误的原因进行鉴定，从而消除严重性级别较高的用药错误的发生因素。同时对涉及用药错误的药物和药物类型建立跟踪机制，检查用药错误与调剂方法诸如单剂量药品、大包装药品分装或临时调配药品，以及口服或注射用药等之间有关的各种问题，可以防范用药错误的再次发生。立即进行事实搜集和调查，完整真实填写"用药错误登记表"，记录事实内容（填写），包括：发生了什么、在哪里发生、为什么会发生、怎样发生和事件相关人员，保留适当的药物证据（例如包装和标签等），上报医院，迅速采取应对措施，降低对患者的损害及对社会造成的不良影响。

第五章 特殊人群的用药原则

对于小儿、孕妇、乳母、老年人及肝肾功能不良等特殊人群的患者,要在同类药物中认真选择最有效而毒副作用较小的药物使用,并应严格掌握适应证。

第一节 小儿用药的原则

小儿一般指新生儿、婴幼儿及儿童。小儿的体液占体重的百分比远比成人大(其中主要是细胞外液变化较大),而脂肪占体重的百分比则较成人为低。各时期其身体各部分,包括各脏器的生长发育程度不同,其药代动力学特点也与成人不同。

一、小儿的生理特点及其对药物代谢动力学的影响

(一)新生儿生理与用药特点

新生儿期指的是从胎儿分娩结扎脐带至满 28 天的阶段。迅速变化的生理过程是新生儿期的显著生理特点,其体内的药物代谢动力学过程亦随之发生迅速变化。

1.给药途径与药物吸收

(1)胃肠功能对口服药物吸收的影响:新生儿胃排空时间长,因此主要在胃内吸收的药物,比预计的吸收更完全,主要在十二指肠中吸收的药物吸收推迟,出现作用较慢,胃酸分泌有波动,口服药物吸收较难预料。

(2)用药部位的血流对注射给药的影响:新生儿肌内或皮下注射后的吸收主要取决于注射部位的血流速度。由于新生儿肌肉组织较少,皮下组织相对量较大,血循环较差,当这些部位的灌注变化时情况较为复杂,药物吸收变得不规则,难以预料。

(3)皮肤或黏膜对吸收的影响:新生儿黏膜血管丰富,药物吸收迅速,是一种方

便的给药方法。某些药物可以通过黏膜或皮肤给药,如小儿口服滴剂、口腔膜剂、喷雾剂、通过直肠黏膜吸收的栓剂、微型灌肠剂等。

2.药物分布与转运

药物的分布与转运与体液、组织血流量、药物蛋白结合率、体内脂肪含量、膜通透性等因素有关。

(1)体液:新生儿体液总量一般约为体重的80%,未成熟儿可达85%,一般药物的分布容积在新生儿期往往相对较大,药物排泄亦较慢,血浆 $t_{1/2}$ 亦较长,因此新生儿用药间隔时间应适当延长。新生儿脂肪比例小,某些脂溶性药物分布容积往往相对较小。

(2)药物与血浆蛋白结合率:白蛋白是结合容量最大的血浆蛋白。新生儿血浆蛋白含量较成人或年长儿低,且与药物的亲和力低,因此血浆中游离药物浓度较成人或年长儿高。新生儿血清胆红素生理性升高,可置换与白蛋白结合的药物,使游离药物浓度明显增高。有些药物可与血清胆红素竞争白蛋白结合部位,将胆红素置换出来成为游离胆红素加重黄疸,例如磺胺类抗菌药物用于早产儿时,可出现核黄疸。

3.药物代谢　新生儿药物代谢酶系统发育尚不成熟,肝微粒体酶与成人相比,新生儿活性较低,使某些药物如地西泮、苯巴比妥、茶碱等代谢变慢。葡萄糖醛酸转移酶活性很低,使大部分需和葡萄糖醛酸结合失活的药物,在新生儿体内代谢减慢。

4.药物排泄　新生儿肾发育不成熟,肾小球滤过率远低于年长婴儿、儿童和成人,肾小管排泌功能特低,因此主要由肾小球滤过排泄的药物如地高辛、庆大霉素等和由肾小管排泌的药物如青霉素类等的消除显著延长。

(二)婴幼儿生理与用药特点

婴幼儿期包括从出生1个月至3岁儿童。此期儿童各器官功能渐趋完善。

1.药物吸收　婴幼儿胃内酸度仍低于成人,胃排空时间较新生儿缩短,在十二指肠吸收的药物吸收时间快于新生儿,但仍比年长儿和成人慢。

2.药物分布　婴幼儿的体液总量到1岁时为70%,仍高于成人,脂肪含量随年龄增长而有所增加，幼儿脂溶性药物分布容积较新生儿期大。婴幼儿血脑屏障功能较差，某些药物可进入脑脊液。

3.药物代谢　婴幼儿期药物代谢的主要酶系肝微粒体酶、葡萄糖醛酸转移酶的活性已成熟，特别是葡萄糖醛酸结合的酶的活性已达成人水平。婴幼儿期肝脏的相对重量约为成人的2倍，因此婴幼儿药物的肝脏代谢速率高于成人，使很多以肝脏代谢为主要消除途径的药物 $t_{1/2}$ 短于成人。

4.药物排泄　婴幼儿期肾小球滤过率、肾小管排泌能力可达成人水平。肾脏在全身的比例略高于成人，一些以肾脏代谢为主要消除渠道的药物总消除速率也较成人快。

二、小儿用药的特殊性

1.必须考虑对生长发育的影响问题　例如四环素对正常生长的齿釉质有害，激素长期应用和哌甲酯（利他林）长期应用，影响身高。

2.有些药物的潜在性副作用　例如小儿首次用复方乙酰水杨酸、苯巴比妥、苯妥英钠后，有些患儿可出现多形性红斑。

3.溶血　先天性葡萄糖-6-磷酸脱氢酶（G-6-PD）缺乏的新生儿，可在某些药物作用下引起溶血。这类药包括水溶性维生素K、氯霉素、抗疟药、丙磺舒、磺胺类、呋喃类、噻嗪类利尿药、对氨基水杨酸钠、阿司匹林等。

4.光敏感　初次暴露时出现，如抗组胺药物、磺胺药、四环素、含卤族元素的抗菌肥皂、灰黄霉素。

5.伪膜性肠炎　下列药物用药时间较长后小儿尤易发生伪膜性肠炎，如氨苄青霉素、林可霉素、氯林可霉素、四环素。

6.球后视神经炎　有些特异性体质的小儿，用氯霉素、乙胺丁醇、乙硫异烟胺、异烟肼等药物时可出现球后视神经炎。

7.血清病样症状　有特异性体质的小儿，用灰黄霉素、肼苯哒嗪、青霉素、四环素、硫脲嘧啶类衍生物等药物时出现血清病样症状。

8.系统性红斑狼疮　有特异性体质小儿，用灰黄霉素、肼苯哒嗪、异烟肼、青霉素、青霉胺、保泰松、普鲁卡因酰胺、磺胺类药、四环素、硫脲嘧啶类衍生物等药物时，可出现系统性红斑狼疮。

9.中毒性表皮坏死　有特异性体质的婴儿，用氯霉素、青霉素、苯巴比妥、保泰松、扑米酮、磺胺类药等药物后可发生。

10.高胆红素血症　某些药物可与胆红素竞争白蛋白结合，使游离胆红素增高，产生病理性黄疸，严重时诱发胆红素脑病或核黄疸。竞争力最强的药物有新生霉素、吲哚美辛、合成维生素K、西地兰、地西泮等；较强的有磺胺类药物、水杨酸盐、苯甲酸钠、咖啡因等。这些药在新生儿有黄疸时应慎用或禁用。

11.高铁血红蛋白血症　新生儿红细胞内高铁血红蛋白还原酶活性低，某些有氧化作用的药物可能引起新生儿高铁血红蛋白血症。例如长效磺胺、氯丙嗪类、对氨基水杨酸盐、非那西丁、硝酸盐、苯佐卡因及其类似的局麻药等。

12.神经系统毒性　吗啡易导致呼吸抑制；抗组胺药、苯丙胺、氨茶碱、阿托品可致昏迷或惊厥；皮质激素易引起手足抽搐；氨基糖苷类易致听神经损害等。

三、小儿用药的原则

1.严格掌握药物的适应证，不能凭广告选药，药物的疗效并不一定与药物的价格成正比。小儿用药必须在保证疗效和安全的情况下合理用药。

2.儿童神经系统发育不完善，血脑屏障不够成熟，对各类药物表现有所不同，如吗啡对新生儿呼吸中枢抑制特别强，氨基糖苷类对听神经损害易造成耳聋，喹诺酮类可致颅压升高。

3.儿童泌尿系统浓缩稀释功能不成熟，易受药物伤害（如氨基糖苷、头孢噻啶、多黏菌素），调节功能差，对影响水、电解质及酸碱平衡的药物特别敏感，稍有不慎容易导致水盐电解质失衡或酸碱平衡紊乱，使病情加重或恶化。

4.同时要注意药物对小儿生长发育的影响，如四环素、喹诺酮类抗生素可造成婴幼儿和儿童骨骼的脱钙和生长障碍，牙齿缺损。

5.婴幼儿的给药途径以静脉滴注为佳，它可直接获得较高的血药浓度，便于控制病情。肌内、皮下注射因局部血液循环不足，易造成吸收不完全。

6.婴幼儿的另一特点是呼吸道狭窄，炎症时黏膜肿胀，渗出物较多，故治疗呼吸道感染时，应以祛痰为主，保持呼吸道通畅有利于疾病恢复。在选用止咳药时，不主张使用中枢性镇咳药，以防气道阻塞，喘憋加重。

7.婴幼儿腹泻不宜过早使用止泻剂，以免使肠道毒素吸收增加，而加重全身中毒症状。在便秘时应以调整饮食为主，多吃些水果、蔬菜、B族维生素、蜂蜜等，不宜轻易使用缓泻剂，更不能使用峻泻剂，否则会导致腹泻，影响婴幼儿健康。

8.儿童期体内虽然有成熟的酶系统可以进行药物代谢，但某些药物对具有特异质的儿童可产生严重的特异质反应，曾有报告破伤风皮试阴性的婴儿，注射破伤风后发生过敏性休克而死亡的病例。故必须熟悉使用方法及注意点，以便采取必要的防范措施。

由于儿童处于生长发育的特殊时期，在选择药物治疗时，除考虑药物的治疗效果外，还应密切注意药物可能带来的副作用或不良反应。

四、小儿用药剂量计算法

（一）根据儿童体重计算用药剂量

许多儿科常用药物的儿童与新生儿公斤体重剂量是已知的，对这类药物剂量的计算比较简单，以公斤体重剂量乘以体重即可。这种方法比较方便、实用，是目前最常用的方法。儿童用量=儿童剂量/kg×体重（kg）。

1.体重的估算　实际称量体重结果准确，为临床所常用。若实施称量体重有一定困难，可根据年龄对体重进行估算，并按儿童营养状况适当增减。

（1）1~6月儿童体重（g）=出生时体重（g）+月龄×700 g。

（2）7~12月儿童体重（g）=出生时体重+月龄×500 g。

（3）1岁以上儿童：儿童体重（kg）=年龄×2+8。

（4）年长儿童按体重计算已超出成人量的话，则按成人量用。

2.公斤体重剂量的选择：有些药物公斤体重剂量可在一定范围内进行选择，一般情况选择中间平均值。幼儿按公斤体重剂量计算所得结果往往稍低，可采用上限值计算；

年长儿算出的剂量往往稍高,可采用下限值。若算得的剂量比成人剂量还大,实际给药时不得超过成人剂量。此外Ⅰ度营养不良者减15%~25%,Ⅱ度营养不良者减25%~40%。

（二）根据成人剂量折算

缺乏公斤体重剂量资料的药物,可根据成人剂量按体重比例折算方法计算儿童剂量,但方法比较粗糙,仅适用于一般药物的计算。计算结果对幼儿往往偏小。儿童用量=成人用量×儿童体重/100。

（三）按体表面积折算剂量

按体表面积折算是一种较为合理的计算方法。30 kg以下的儿童,体表面积（m^2）=体重（kg）×0.035+0.1,30 kg以上者,体重每增加5 kg,体表面积增加0.1 m^2。儿童用量=儿童剂量/m^2×儿童体表面积（m^2）。

五、儿童用药的依从性

依从性是指患者对药物接受的程度,这在儿童尤其重要。由于儿童不懂得治疗的必要性,因此就不能够自觉地克服用药过程中带来的痛苦,往往会拒绝治疗。而此时医务人员或家长常常在哄劝无效时采用强迫手段,造成患儿的挣扎、拒绝、哭闹、恐惧,而使治疗不能顺利进行,并造成呕吐、药物入量不足或注射液渗出、针头折断等情况,使儿童心理遭受创伤,惧怕看病、吃药和打针。甚至背着家长和医生将药丢弃,致使治疗失败。

为了提高小儿用药的依从性,选择便于儿童使用的剂型,针对儿童不同年龄阶段及药物的性质,尽可能选择适合儿童使用的滴剂、混悬剂、咀嚼片、泡腾片等,使儿童乐意接受用药。选择适合儿童应用的剂量规格,选择半衰期相对长的一些衍生物,减少服药次数。

第二节 老年人用药的原则

世界卫生组织（WHO）将发展中国家 60 岁以上的人群定义为老年人。发展中国家是将 60 岁以上人群占人口比例 10%以上定义为老龄化社会。至 2000 年，我国 60 岁以上老年人占 10.35%，已进入老龄化社会。老年人身体状况的多样性、多种疾病所致多药合用等，使老年人的药物治疗具有一定的特殊性。

一、老年人生理特点

随着年龄的增加，老年人生理功能逐渐减退，出现调节机制障碍，主要涉及神经、内分泌、心血管及免疫系统等功能的改变。

（一）神经系统的改变

老年人脑重量随年龄增加而逐渐下降，神经元随老年化逐渐丢失，同时胶质细胞增多。老年人脑血流量减少、脑供血不足。神经递质改变明显，乙酰胆碱、多巴胺、去甲肾上腺素、5-羟色胺、γ-氨基丁酸水平有不同程度的变化，阿片受体随年龄增加而减少。老年人脑血管常见动脉粥样硬化，血管阻力增加，血流量减少，代谢率明显降低。

（二）内分泌系统的改变

老年人内分泌系统的器官、组织、细胞及激素受体发生结构、功能改变，呈病理性减退，也有少数内分泌器官功能加强。一般认为随着年龄增加，老年人血清中去甲肾上腺素、甲状旁腺激素、血管加压素、胰岛素、心钠素、泌乳素水平明显升高；生长激素、肾素、醛固酮、三碘甲状腺原氨酸（T_3）水平显著下降；女性更年期后体内雌激素大幅减少。老年人甲状腺逐渐呈生理性老化，松果体逐渐退化，褪黑激素分泌量下降。

（三）心血管系统的改变

心脏重量增加，脂肪与结缔组织增加，心肌细胞明显减少，心输出量减少；血管内膜增厚，血管平滑肌增生，血管弹性减弱，导致主动脉扩张延伸、增厚和硬化，脉压变大;心脏、脑、肝脏、肾脏等主要器官血流量减少;压力感受器敏感性下降,调节能力降低。

（四）其他系统的改变

老年人泌尿系统的改变常见肾血流量减少,肌酐清除率下降,良性前列腺增生发生率增加。免疫系统的功能明显下降,机体感染、肿瘤及自身免疫疾病发生率明显增加。老年人肺萎缩,肺血流量减少,对一氧化碳敏感性下降。老年人小肠吸收能力下降,胰腺进行性纤维化,肝脏解毒和蛋白合成能力下降。红骨髓逐渐减少,骨髓中有核细胞数减少,白细胞总数降低,血液黏稠度高,凝血因子增多,使老年人常处于高凝状态。

二、老年人药代动力学改变对药物作用的影响

老年人体内药物进行生物转化的生理过程发生改变,药物代谢动力学、药物效应动力学、毒理学也相应发生变化。

（一）药物吸收

老年人胃肠道功能的变化影响了药物的吸收,主要影响因素有胃肠道pH、胃肠排空速度及胃肠道血流量。

1.胃酸减少　从理论上讲,弱酸类药物在胃内吸收可能减少,弱碱类药物在胃内吸收可能增加。在实践中,弱酸性药物如巴比妥、水杨酸类等经被动扩散在胃中吸收的药物,pH升高后解离增加,但胃酸减少使胃排空速度减慢,药物在胃肠道中停留时间延长,吸收时间延长,因此吸收总量不减。经主动转运吸收的药物如铁、钙及维生素B_1、维生素B_6、维生素B_{12}、维生素C等因载体分泌减少而吸收减少,而胃肠道不良反应发生率高。

2.胃肠排空速度　老年人胃肠蠕动减慢,药物吸收时间延长,表现为血药浓度时间曲线滞后或血药达峰时间延迟。

3.血流量　老年人胃肠道和肝血流量较青年人减少,药物的吸收量减少。例如地高辛、奎尼丁、氢氯噻嗪吸收明显减少。肝血流量下降,可增加药物的生物利用度、降

低清除率。例如普萘洛尔、利多卡因等药物,因首过效应降低,血中药物浓度较青年人高,易发生不良反应。

(二)药物分布

影响药物分布的主要因素有器官血流量、机体组成成分、药物与血浆蛋白结合程度等。

1.机体组成成分　老年人体内脂肪量增加,肌肉和水的比例减少。地西泮、巴比妥盐、利多卡因等脂溶性药物的表观分布容积增大,半衰期延长,易蓄积中毒。

2.血浆蛋白结合率　与药物结合的血浆蛋白质主要是白蛋白、α_1酸性糖蛋白和脂蛋白。白蛋白主要与酸性和中性药物结合,α_1酸性糖蛋白和脂蛋白主要与碱性药物结合。老年人血浆白蛋白含量明显降低,蛋白结合力也减弱,因而游离药物浓度增加,进入机体靶组织药物浓度增高。例如华法林易引起出血倾向。碱性药物如普萘洛尔、奎尼丁、氯丙嗪、利多卡因等主要与血浆中α_1酸性糖蛋白结合。老年人血浆α_1酸性糖蛋白较青年人明显增加,故碱性药物游离药物浓度降低。

(三)药物代谢

老年人肝脏重量逐年下降,肝细胞数与血流量也相应减少。65岁以上的老年人,药物半衰期明显延长,生物转化率也下降。一般认为,Ⅰ相反应中肝微粒体混合功能氧化酶系统随年龄增加而功能下降,P_{450}酶活性降低,大量经P_{450}酶代谢的药物半衰期延长。首过效应显著的药物,生物利用度有明显增加,如硝酸甘油、吗啡。另外,参与Ⅰ相氧化、还原反应的非微粒体酶(如醇脱氢酶、乙酰化酶等),以及Ⅱ相葡萄糖醛酸结合酶的活性,不随年龄而变化。

(四)药物排泄

老年人肾重量、肾血流量、肾小球滤过率、肾小管排泄与再吸收功能均随年龄增加而下降。经肾排泄的药物如氨基苷类抗生素、地高辛、乙胺丁醇、磺酰脲类降糖药等,半衰期明显延长。

三、老年人的药物治疗的特殊性

老年人用药的危险因素主要是肾功能减退和肝功能障碍。老年人使用经肾脏排泄的药物，应根据肾功能调节用药剂量和用药间隔。对于肝功能障碍的老年人，使用首过效应明显的药物或主要经肝代谢的药物，可导致血中药物浓度显著升高，继而引起药物中毒。老年人用药应遵循以下原则：

1.明确治疗目的　老年人往往病情复杂，若非必须用药，应坚决不用药。明确治疗目的、权衡药物潜在的危险与治疗益处后，选择适当的药物。

2.药物选择　掌握老年人生理、病理状态，然后进行药物治疗。老年人选择药物的原则如下：①慎用对肝肾功能有损害、治疗指数低、首过效应明显的药物。②用药方案应简单，尽可能减少药物合用种类，一般合用药物不超过3～4种。优先使用有双重疗效的药物以减少合用种类。③同类药物可按不良反应发生率和严重程度进行选择。④老年人不宜长期应用抗生素、糖皮质激素、维生素。

3.用药剂量　我国药典规定，60岁以上的老年人用药剂量为成年人的3/4，中枢神经系统抑制药应是成年人剂量的1/2或1/3作为起始剂量。一般认为老年人用药应从小剂量开始，根据药效逐渐调整剂量，直至获得满意疗效，以此剂量维持治疗。肌酐清除率实现个体化给药，肾功能衰退者调整剂量。

4.剂型选择　老年人可以选用口味独特的糖浆剂、泡腾片以及易于给药的栓剂，尽可能避免片剂和胶囊。

其他：患者良好的依从性是治疗成功的重要因素。老年人注意力、依从性较差，因此老年患者的药物治疗方案应简单易行，长期用药的老年人应定期检查肝肾功能。依据循证医学结果，掌握最佳给药时间，是提高药物疗效和减少不良反应的有效途径。例如他汀类调脂药宜在晚餐后或睡前服用、阿司匹林宜在睡前服用、降压药宜在清晨空腹服用等。烟、酒、茶及日常饮食可以影响疗效，适当的饮食及嗜好控制可以改善药物治疗的结果。

第三节 孕妇用药的原则

一、妊娠期生理变化对药物作用的影响

妇女在怀孕后，生殖器官发生了变化，胎盘是胎儿从母亲身体中吸取营养、接受母亲抗体的重要器官，尽管胎盘屏障能够保护胎儿，但作用不大。尤其在怀孕初期2～3个月，由于胎盘屏障发育尚不完全，细菌、病毒和某些有毒物质都容易通过胎盘。孕妇服药以后，药物的成分可通过胎盘进入胎儿血液循环而影响胎儿，此种现象称为"胎盘转运"。影响胎盘转运的因素很多，如药物的脂溶性、相对分子质量、离子化程度、胎盘的血流量、药物在胎盘内代谢的情况和程度。许多药物孕妇注射后能迅速通过胎盘到达胎儿体内，并很快地与母亲体内所含的药物浓度达到平衡。随着妊娠的过程，胎盘的活动能力也相应加强，对药物的转运作用亦随着加速。药物与血浆蛋白的结合率对于药物通过胎盘屏障是有影响的，胎盘屏障只允许游离型药物通过。由于胎血的血浆总蛋白较低，故游离型药物在胎血中的浓度比母血中的浓度高。进入脐静脉的药物经胎儿体内循环转运到各部位，而在各部位的药物分布浓度并不相同。许多药物容易通过胎儿的血脑屏障。当孕妇患有严重感染或中毒性疾病时，可使胎盘屏障破坏，平常无法通过的物质和微生物此时也能渗透进去。

妊娠初期3个月为胎儿各器官开始形成期，受精卵着床约6周后，胚胎的大脑、肝脏、外耳开始形成。7周后，眼、鼻、唇、舌、乳牙开始生成，各种器官开始发育，在此期内胚胎对外来毒素较为敏感，某些药物可致胎儿发生先天性畸形。初孕3个月内禁用药，如甲氨蝶呤、氮芥、美克洛嗪、苯妥英钠、米托胍腙、消胆胺、呋塞米、优降宁、保泰松、普萘洛尔以及抗凝血药等一定禁用。故在这一时间段内除因关系母亲健康所急需外，一般药物最好禁用。妊娠中期要注意孕妇血压有无变化，如发现下肢浮肿，则应检查尿中有无蛋白、管型等。用药时要注意防止对肾脏的毒害。妊娠末期要禁用作用剧烈药，如泻药、高效速效利尿药以及对子宫有强烈收缩作用的药。

二、妊娠期药动学的特点

1.药物的吸收　妊娠期胃酸分泌减少，胃肠活动减弱，口服药物吸收减慢，生物利用度下降。早孕呕吐也是影响药物吸收的原因。妊娠晚期血流动力学发生改变，影响皮下或肌内注射药物的吸收。此外妊娠时心输出量增加，肺容量增加，可促进吸入性药物如麻醉气体在肺部的吸收。

2.药物的分布　妊娠期孕妇血浆容积、体重、体液总量、细胞外液均增加，药物分布容积明显增加，对脂溶性药物具有重要意义。药物还会经胎盘向胎儿分布。妊娠期妇女的药物需要量应高于非妊娠期妇女。

3.药物与蛋白结合　妊娠期血浆白蛋白浓度降低，很多蛋白结合部位被内泌素等物质占据，蛋白结合能力下降，药物游离部分增多，所以孕妇用药效力增高，药物被肝脏代谢及肾消除量增多，并能经胎盘输送给胎儿，给药时应考虑血药浓度及游离型和结合型的比例。妊娠期非结合部分增加的常用药有地西泮、苯巴比妥、苯妥英钠、利多卡因、哌替啶、地塞米松、普萘洛尔、水杨酸等。

4.药物的代谢　由于激素的改变，药物代谢受到影响，不同的药物产生不同的效果。

5.药物的排泄　妊娠期多种药物的消除率相应加快，尤其是主要经肾排出的药物，如注射用硫酸镁、地高辛。在分娩期由于仰卧位时肾血流量减少而使药物由肾排出延缓，所以孕妇应采用侧卧位促进药物排泄。

三、妊娠期慎用或禁用药

孕妇禁用的中药大多是毒性较强或药性峻烈的药，例如，毒性药：马钱子、生南星、生半夏、生川乌、生草乌、巴豆、斑蝥、硫黄、雄黄、蜈蚣等；破血药：水蛭、三棱、莪术、苏木、益母草等；攻下逐水药：番泻叶、芦荟、甘遂、芫花、牵牛子、商陆、藜芦等；通窍走窜药：麝香、蟾酥、山甲、皂角等；麻醉药：闹洋花、洋金花等；泻下药：大黄、芒硝；活血祛瘀药：桃仁、红花；行气破滞药：枳实、枳壳、槟榔；辛热药：附子、干姜、肉桂、制草乌、制川乌；沉降药：磁石、代赭石等。

妊娠高血压综合征是由全身小动脉痉挛所造成的，致使脑、肾、肝、心、胎盘等器官供血不足，在用药时要全面考虑，十分慎重。

孕妇用药可使胎儿致病的抗菌药物有以下几类。链霉素：耳聋；四环素：牙釉质发育不良、牙齿染黄、白内障、肢体畸形；呋喃坦啶：G-6-PD 缺乏，小儿发生溶血性贫血；长效磺胺：与胆红素争夺血浆蛋白结合点而易发生核黄疸。

四、FDA 妊娠安全性分级

妊娠安全性分级标准是美国药品和食品管理局（FDA）颁布的。大部分药物的安全性级别均由制药厂按上述标准拟定；有少数药物的安全性级别是由某些专家拟定的（在级别字母后附有"m"者）。某些药物标有两个不同的安全性级别，是因为其危害性可因其用药持续时间不同所致。分级标准如下：

A 级：在有对照组的研究中，在妊娠 3 个月的妇女未见到对胎儿危害的迹象（并且对其后的 6 个月也没有造成危害的证据），可能对胎儿的影响甚微。

B 级：在动物生殖性研究中（并未进行孕妇的对照研究），未见到对胎儿的影响。在动物生殖性研究中表现有副作用，这些副作用并未在妊娠 3 个月的妇女得到证实（也没有对其后的 6 个月造成危害的证据）。

C 级：在动物的研究证明它有对胎儿的副作用（致畸或杀死胚胎），但并未在对照组的妇女进行研究，或没有在妇女和动物并行地进行研究。本类药物只有在权衡了对孕妇的好处大于对胎儿的危害之后，方可应用。

D 级：有对胎儿造成危害的明确证据。尽管有危害性，但孕妇用药后有绝对的好处，必须使用（如孕妇受到死亡的威胁或患有严重的疾病），如改用其他药物，虽然安全但无效。

X 级：在动物或人体研究中表明，它可使胎儿异常，或根据经验认为在人，或在人及动物，是有危害性的。在孕妇应用这类药物显然是无益的。本类药物禁用于妊娠或将妊娠的患者。

第四节 哺乳期妇女用药的原则

母乳是婴儿获得营养物质的主要途径。妇女在哺乳期内用药时，除必须考虑到药物对乳汁分泌有无影响外，还应考虑到药物作用对婴儿会不会产生影响。因为任何药物在乳汁中都会有一定的含量，只不过含量各不相同。药物对婴儿影响的大小，取决于药物在乳汁中的浓度和婴儿吸入乳汁的量。一般来说，在乳汁中含量极微的普通药物，基本上不会影响到婴儿的健康。但也有少数药物即使在乳汁中含量极少，由于婴儿的特异体质也可能引起过敏反应，甚至能够造成危险，例如青霉素对于某些有过敏家族史的乳母或婴儿。故在用药前需问清病史和家族史，对用药的必要性加以权衡，不要盲目使用。

药物进入乳汁的途径：水溶性、非解离型的小分子药物，可以通过简单扩散进入乳汁中，药物在血浆和乳汁中的浓度能很快趋于接近、平衡。乳汁的pH较血浆为低，碱性药物呈解离型能经过离子通道进入乳汁，故碱性药物在乳汁中浓度比血浆中为高，而酸性药物则不易进入乳汁中。弱酸、弱碱性药物进入乳汁的能力，主要按其酸碱解离常数pK而定。有些药物在乳汁中含量极高，如乳母静脉滴注红霉素时，乳汁中的含量比血清中的含量高4～5倍。抗甲状腺药在乳汁中的浓度可为血中的几倍至十几倍，这就对婴儿的健康构成威胁。

另外，乳母在用药后，药物在体内可保持的浓度各个时间也不相同，当乳汁中药物浓度达到高峰状态时，应尽量避免哺乳以减少药物对婴儿产生影响。除情况特殊，如某些长效药物维持药理作用时间较长外，一般药物可选择哺乳以后再服用。每日只需服用一次的药物，可在睡前服用，婴儿在夜间可以用人工喂乳或给予代乳品。

可从人乳中排泄，使哺乳婴儿出现不良反应的药物，如抗甲状腺药物、阿托品、溴化物、含钙药物、地西泮、麦角生物碱、祛痰剂中的碘化物、麻醉药（吗啡除外）、口服抗凝药、口服避孕药、利血平、扑痫酮。因此哺乳时，母亲用上述药物，要控制到最小有效量，必要时应停止给婴儿哺乳。

第五节 肝肾功能不良患者的用药原则

肝脏与肾脏是体内最重要的药物代谢及排泄器官，其功能障碍会显著影响药物的体内过程。针对肝肾功能障碍的患者，用药时需根据药动学及药效学特点，合理地选择药物、设计给药方案，以达到降低不良反应风险的目的。

一、肝功能不良患者的用药原则

药物在人体代谢的主要器官是肝脏，它几乎参与体内一切代谢活动。药物代谢实际上是解毒的过程，只有极少数的药物的代谢产物毒性增加。肝脏的解毒功能十分微妙，肝细胞内含有大量的微粒体药物代谢酶，简称"药酶"，在药物代谢中起着重要的催化作用。药物经过氧化、还原、水解、结合成为极性强、水溶性大的代谢产物，多数失去作用而被排出体外。由于肝脏是药物体内变化的重要环节，因此，健康的肝细胞在人体内药物的代谢过程中是至关重要的。

肝脏功能不良患者对药物中有害化学物质的侵害特别敏感，药物代谢的速度也就减慢。如肝炎患者肝细胞的结构发生病理性改变，形成点状坏死、局部坏死、细胞索排列紊乱，造成线粒体病变，微粒体酶减少，即使应用正常剂量，也会造成药物在体内的蓄积。

肝脏疾病造成肝血流量降低、血液分流、血浆蛋白结合减少、肝细胞代谢酶活性下降、胆汁分泌减少，进而影响药物的吸收、分布、代谢及排泄过程。反过来有些药物可引起不同程度的肝脏损害。因此，临床用药应考虑这两方面的问题。

（一）肝功能不全对药代动力学的影响

1.对药物吸收的影响　肝硬化时，由于门静脉高压、门-腔静脉血液分流，使来自肠道的血液绕过肝脏直接进入体循环，降低了口服药物的首过消除，使主要在肝脏代谢清除的药物生物利用度提高，体内血药浓度明显增高，药物不良反应增加。

2.对药物在体内分布的影响　血浆中与药物结合的蛋白质主要是白蛋白、脂蛋白和α_1-酸性糖蛋白。酸性药物主要与白蛋白结合，碱性药物主要与脂蛋白和酸性糖蛋白结合。肝脏疾病时，肝脏的蛋白合成功能减退，血浆中白蛋白浓度下降，使药物的血浆蛋白结合率下降，游离型药物增加，尤其对于蛋白结合率高的药物，其影响更为显著。

肝脏疾病患者血中胆汁酸、胆红素升高时，与药物竞争性蛋白质结合，使药物的蛋白结合率下降，血浆中游离型的药物浓度升高。

3.对药物代谢的影响　在肝脏疾病时，肝细胞的数量减少，功能受损，肝细胞内多数药物酶，特别是细胞色素P_{450}酶系的活性和数量均可有不同程度的减少。一方面，使主要通过肝脏代谢清除的药物的代谢速度和程度降低，消除半衰期延长，血药浓度增高，长期用药还可引起蓄积性中毒。另一方面某些需要经肝脏代谢后才具有药理活性的前体药，如可待因、依那普利、环磷酰胺等，由于肝脏的生物转化功能减弱，使其活性代谢产物减少，药理效应降低。

（二）肝功能不全对药效学的影响

严重肝功能损害可导致药物浓度-效应关系的变化，使得对某些药物的反应性发生改变。

1.对镇静药敏感性增加。给予巴比妥类药物往往诱发脑病，苯二氮䓬类药物在常用剂量下即可诱导患者出现定向障碍甚至诱发肝昏迷。

2.对髓袢利尿剂反应性降低。

3.对血管紧张素转换酶抑制剂和非甾体抗炎药引起的急性肾衰的风险增高。

（三）肝功能不全的用药原则

1.尽量选择不经肝脏代谢又对肝脏无毒性的药物，避免肝脏功能的进一步损害。对肝脏有损害的药物包括酒石酸锑钾、四环素、抗代谢药、异烟肼、磺胺类、氯丙嗪等。还有的选择性干扰胆汁排泌，如避孕药、甲基睾丸酮等。临床上对肝病患者如必须使用它们时，应当特别慎重。

2.选择药物时应根据肝功能受损程度，结合药物经肝脏清除的程度和肝毒性大小，选择用药。必须使用对肝脏有毒性的药物时，应进行严密的生化监护。必须使用经肝脏代谢的药物时，应适当调整剂量。

3. 精简用药种类，减少或停用无特异性治疗作用的药物。不宜使用疗效不确定的"保肝药"，而加重肝脏消除负担。

4. 避免选用经肝脏代谢活化的前体药物，直接选用活性母体药物。肝功能障碍时使用糖皮质激素，应选用泼尼松龙和氢化可的松，避免使用泼尼松和可的松。

5. 正确解读血药浓度监测结果。

6. 充分考虑肝功能障碍时机体对药物敏感性的变化，避免使用易诱发肝昏迷的药物。

肝脏功能不良的患者在治疗中，如果无法避免使用某些对肝脏确有伤害或影响的而在治疗上却又必需的药物时，也可以有针对性地选用一些合适的保护肝脏的办法，其中包括应用一些护肝药物等。

下述办法，可供参考：

1. 促进肝细胞功能的恢复，促进肝细胞的代谢，提高肝细胞酶类的活性，刺激肝细胞的再生，防止肝细胞坏死，增加营养，促进肝蛋白质的合成。选用药物有三磷酸腺苷、肌苷、辅酶A、奥拉米特（阿卡明）、维生素B_1、维生素C、维生素K、维生素E、维生素B_{12}、叶酸、维丙肝、丙酸睾丸酮、苯丙酸诺龙、水解蛋白、人体白蛋白、人血浆。

2. 减少肝细胞糖原分解，增加肝糖原的贮备，防止有毒物质损害，增加肝细胞解毒功能。选用药物有口服蔗糖、果糖、葡萄糖、蜂蜜、蜂乳、静脉注射葡萄糖。

3. 防止肝细胞脂肪浸润，避免脂质代谢紊乱而发生脂肪肝。加速脂肪运转，防止其在肝内堆积，以减少胆固醇向肝脏渗透。选用药物有肌醇、胆碱、复方胆碱、葡醛内酯以及具有降胆固醇作用的中药或中成药。

二、肾功能不良患者的用药原则

肾脏是药物代谢的重要器官，大多数药物以原型或其代谢产物形式，完全或部分随尿液经肾脏排泄。当肾功能不全时，药物及其代谢产物的药理效应强度和持续时间将随之改变，即对药物的代谢动力学和药效动力学产生影响。

（一）肾功能不全对药动学的影响

肾功能不全时肾小球滤过功能显著减退，结果是药物及其代谢产物的清除降低；因肾功能不全而出现的体内毒素和代谢产物蓄积，水、电解质及酸碱平衡失调也可改变药物的体内代谢过程；在经肾小管排泌的药物合并应用时，能因竞争肾小管壁细胞的排泌通道延缓排泌而导致药物的蓄积，使血浆和组织中药物浓度升高而发生毒性反应。

1.影响药物吸收　慢性肾功能不全时许多因素可导致药物吸收减少、生物利用度降低。主要影响因素有：①胃肠道功能紊乱：出现恶心、呕吐和腹泻，使药物在胃肠道内的停留时间缩短；②胃内尿素酶分解尿素产生氨，使胃内 pH 升高，引起弱酸类药物吸收减少；③首过效应改变，如普萘洛尔在尿毒症时首过效应显著降低，血药浓度明显增高。

2.影响药物分布　慢性肾功能不全使许多药物的血浆蛋白结合率产生变化。通常酸性药物与血浆白蛋白的结合率降低（如巴比妥类、磺胺类、呋塞米、头孢菌素、万古霉素、环丙沙星和氨苄西林等），原因包括：

（1）低蛋白血症。

（2）白蛋白构象变化。

（3）代谢产物蓄积竞争白蛋白结合位点。而某些碱性药物与 α_1-酸性糖蛋白的结合率不变（地昔帕明）或仅轻度降低，可能与 α_1-酸性糖蛋白含量在慢性肾脏疾病时浓度并不降低有关。

肾功能不全时因肾小球滤过率降低造成水钠潴留出现的水肿、体腔积液可增加药物的表观分布容积。代谢性酸中毒时，血 pH 降低引起弱酸性药物的非解离型部分增加，形成细胞内药物蓄积，同时使细胞外液中碱性药物含量增加，从而间接影响药物的分布。

3.影响药物代谢　尿毒症毒素以及继发的各种内环境紊乱也干扰肝脏代谢酶功能，导致药物的代谢过程、转化速率可受到不同程度的影响。表现为氧化速率加快（苯妥英钠），而还原、水解（外源性胰岛素）过程减慢，乙酰化（奎尼丁）过程正常或降低。此外，肾小管上皮细胞中含有的细胞色素 P_{450}、葡萄糖醛酸转移酶和硫酸转移酶等酶类，在正常情况下参与某些药物的分解转化。肾功能不全时肾脏的药物代谢功能下降。

4.影响药物排泄　肾功能障碍时，肾小球滤过功能和肾小管分泌功能变化将影响药物的肾脏清除。由于药物排泄还有肾外途径，肾功能障碍对药物排泄的影响大小取决于以下两个因素：

（1）药物以原型经肾排泄的比例：一般认为原型经肾排泄的比例在 40% 以上时，肾功能障碍时将导致药物蓄积。

（2）肾功能受损程度：一般通过肌酐清除率来评估，但该指标仅能反映肾小球滤过功能。

肾功能不全时，机体积聚的内源性有机酸与酸性药物竞争性抑制肾小管有机酸分泌通道。经肾小管有机酸分泌途径排泄的酸性药物如青霉素类、头孢菌素类、磺胺类、甲氨蝶呤、丙磺舒等，由于排泄减少引起血药浓度升高。某些药物既经肾小球滤过，也经肾小管排泌。如地高辛，尿毒症患者地高辛血药浓度一般高于肾功能正常者，半衰期可由正常的 30～40 小时延长至 80 小时。

尿液的酸碱度也能影响药物的排泄。酸性尿中的碱性药物排泄增多，碱性尿中的酸性药物排泄也增多，故用药时要考虑药物对尿液酸碱度有无影响。

（二）肾功能不全时给药方案的调整

肾功能不全时的药物清除能力降低，如仍按常规给药，会因药物过量蓄积而导致毒性反应。因此，在使用经肾清除且毒性较大的药物时，应根据肾功能减退程度调整用药方案。调整方法一般有三种：一是剂量不变，延长给药间隔；二是给药间隔不变，减少剂量；三是既延长给药间隔，也降低剂量。

（三）肾功能不全的用药原则

1.选用在较低浓度即可生效或毒性较低的药物。

2.避免使用半衰期长的药物。

3.禁用或慎用具有肾毒性的药物,如重金属盐、氨基糖苷类、万古霉素、两性霉素B、顺铂、非甾体抗炎药(NSAID)、造影剂、环孢素等。

4.避免采用有肾毒性协同作用的联合用药方法。

5.必须使用上述药物时,应进行血药浓度监测及肾功能检查。

6.正确评估肾脏受损程度,按肾功能损害程度,以及药物经肾排泄的比例调整给药方案。

第六章 药品管理

第一节 药品和药品管理

一、药品的基本概念

（一）药品的含义

1.药品（drug，medicine）的定义

我国《药品管理法》第二条第二款规定："本法所称药品，是指用于预防、治疗、诊断人的疾病，有目的地调节人的生理机能并规定有适应症或者功能主治、用法和用量的物质，包括中药、化学药和生物制品等。"

（二）药品的分类

从药学的不同角度，对药品有不同的分类方法。这里介绍药事管理角度对药品的分类。

1.现代药与传统药

（1）现代药（modern medicines）："现代药"一般是指19世纪以来发展起来的化学药品、抗生素、生化药品、放射性药品、血清疫苗、血液制品等。

（2）传统药（traditional medicines）："传统药"一般是指各国历史上流传下来的药物，主要是动、植物和矿物药，又称民族药。我国的传统药即中药。

2.处方药与非处方药

（1）处方药（prescription drugs）：《药品管理法实施条例》第七十七条规定："处方药，是指凭执业医师和执业助理医师处方方可购买、调配和使用的药品。"

（2）非处方药（nonprescription drugs，over-the-counter drugs，即OTC drugs）：

《药品管理法实施条例》第七十七条规定:"非处方药,是指由国务院药品监督管理部门公布的,不需要凭执业医师和执业助理医师处方,消费者可以自行判断、购买和使用的药品。"

被列为非处方药的药品具有以下特点:药品适应证可自我诊断、可自我治疗,通常限于自身疾病;药品的毒性在公认的安全范围内,其效用-风险比值大;药品滥用、误用的潜在可能性小;药品作用不掩盖其他疾病;药品不致细菌耐药性;一般公众能理解药品标签的忠告性内容,无须医师监督和实验监测即可使用。

3.新药、仿制药品

(1)新药(new drugs):《药品管理法实施条例》第七十七条规定:"新药,是指未曾在中国境内上市销售的药品。"而《药品注册管理办法》第十二条另规定:"对已上市药品改变剂型、改变给药途径、增加新适应证的药品注册按照新药申请的程序申报。"

(2)仿制药品:国家食品药品监督管理局已批准上市的已有国家标准的药品。

4.特殊管理药品

《药品管理法》第三十五条规定:"国家对麻醉药品、精神药品、医疗用毒性药品、放射性药品,实行特殊管理。"这4类药品被称为特殊管理的药品。

5.国家基本药物、基本医疗保险用药

(1)国家基本药物(national essential drugs):国家基本药物系指从国家目前临床应用的各类药物中,经过科学评价而遴选出来的具有代表性的药物,由国家药品监督管理部门公布,国家保证其生产和供应,在使用中首选。

(2)基本医疗保险用药:为了保障城镇职工基本医疗保险用药,合理控制药品费用,规范基本医疗保险用药范围管理,由国务院医疗保险行政管理部门组织制订并发布国家《基本医疗保险药品目录》(以下简称《药品目录》)。纳入《药品目录》的药品是有国家药品标准的品种和进口药品,并符合"临床必需、安全有效、价格合理、使用方便、市场能保证供应"的原则。《药品目录》所列药品包括化学药、中成药、中药饮片。化学药和中成药列入基本医疗保险准予支付的药品目录，采用通用名称并标明剂型。中药饮片列入基本医疗保险不予支付的药品目录。《药品目录》又分为"甲类目录"和"乙类目录"。

二、药品监督管理概述

由于药品直接影响到人的身体健康甚至生命安全，世界各国政府都采取各种手段，对药品及其有关事项进行严格的监督管理，以保证药品质量，维护人民身体健康和用药的合法权益。

（一）药品质量监督管理

药品质量监督管理简称为药品监督管理，是我国行政监督体系中的一个组成部分。药品监督管理是指行政主体依法定职权，对药品研制、生产、经营、使用、广告、价格等各环节的有关机构和人员等管理相对人遵守药事法律、法规、规章，执行行政决定、命令的情况进行检查，对其生产、经营、使用的药品和质量体系进行抽检、监督，执行行政处罚的行政行为。

（二）药品标准

1. 药品标准的含义

药品标准（drug standard），即药品的质量标准，是指国家对药品质量规格及检验方法等方面所作的技术规定，是药品生产、供应、使用、检验和管理部门共同遵循的法定依据。

凡正式批准生产的药品、辅料以及商品经营的中药材，都要制订标准。

2. 国家药品标准

根据《药品管理法》，国家药品标准包括《中华人民共和国药典》和国务院药品监督管理部门颁布的药品标准，但中药饮片中另有一些执行省、自治区、直辖市药品监督管理部门制订的炮制规范。而《药品注册管理办法》第155条规定，"国家药品标准，是指国家为保证药品质量所制订的质量指标、检验方法以及生产工艺等的技术要求，包括国家食品药品监督管理局颁布的《中华人民共和国药典》、药品注册标准和其他药品标准。"国家药品标准是法定的、强制性标准。

(三)《中华人民共和国药典》简介

《中华人民共和国药典》(The Pharmacopoeia of the People's Republic of China,Ch.P.),简称《中国药典》,是由国家药典委员会制订和修订,国务院药品监督管理部门颁布的。新中国成立以来,先后共编纂颁布了8版《中国药典》,分别为1953年版、1963年版、1977年版、1985年版、1990年版、1995年版、2000年版、2005年版。从1985年起,每5年修订颁布新版药典。现行版药典为《中国药典》2005年版。

《中国药典》2005年版分为一部、二部和三部。其中一部收载常用的中药材和中药处第方制剂,二部收载化学药品、抗生素等,三部收载生物制品。

三、我国药品监督管理的主要内容

我国药品的监督管理包括制订和执行药品标准、药品质量的抽查检验、国家基本药物政策、药品注册管理、处方药与非处方药分类管理、药品不良反应报告与监测、药品品种的整顿与淘汰等内容。此处重点介绍国家基本药物政策、处方药与非处方药分类管理、药品不良反应报告与监测。

(一)国家基本药物政策

(1)国家基本药物的遴选原则:国家基本药物必须是国家药品标准收载的品种,或国家药品监督管理部门批准正式生产的新药及正式批准进口的药品。基本药物在范围上应包括预防、诊断和治疗各类疾病的药物,其数量应占现有上市品种的40%~50%,各类药物可分为一线药和二线药等。

我国遴选国家基本药物的原则是:临床必需、安全有效、价格合理、使用方便、中西药并重。

(2)遴选概况:1979年,卫生部开始组织各方面专家组成国家基本药物筛选小组,确定了约280种临床常用化学药品为国家基本药物,于1982年颁布了以上药品目录。1992年至1996年我国卫生部等五部委共同组织专家再次开展国家基本药物遴选工作,并于1996年公布了第一批国家基本药物目录,其中西药26类、699个品种,中药制剂

11类、1699个品种,并同时宣布国家基本药物每2年调整1次。至2004年调整后,确定的国家基本药物中成药品种,共11类、1260个处方;国家基本药物化学药品、生物制品制剂品种,共23类、773个品种。

(二)处方药与非处方药分类管理

1.我国非处方药的分类与目录

我国的药品分类方式是从所有上市的化学药品和中成药中,遴选出非处方药,发布《国家非处方药目录》,没有入选《国家非处方药目录》的药品均按处方药管理。

我国对化学药品的非处方药分类参照《国家基本药物目录》,根据非处方药遴选原则与特点划分为解热镇痛药、镇静助眠药、抗过敏药与抗眩晕药、抗酸与胃黏膜保护药、助消化药、消胀药、止泻药等23类。中成药非处方药分类是参照国家中医药管理局发布的《中医病症诊断疗效标准》,将中成药中符合非处方药遴选原则的38种病证分为内科、外科、骨伤科、妇科、儿科、皮肤科、五官科7个门类。

1999年7月22日,原国家药品监督管理局公布了第一批《国家非处方药目录》,共有325个品种,其中西药165个品种,中成药160个品种。至2003年年底,国家食品药品监督管理局共公布了六批非处方药目录,共有3123个品种,其中甲类非处方药2359种,乙类非处方药764种;化学药品532种,中药制剂2591种。

2004年开始,国家不再公布非处方药目录,而是采取品种调整转换的方式。至2005年3月先后3次调整,共将无极膏等75种药品转换为非处方药。国家非处方药目录的遴选是一个动态过程,今后将有新的非处方药品目录公布,同时也会有不符合非处方药分类标准的药品被重新确定为处方药。

2.处方药的管理

(1)处方药的生产与销售管理:处方药生产企业必须具有《药品生产许可证》,其生产品种必须取得药品批准文号。处方药的批发与零售企业必须具有《药品经营许可证》。药品生产、批发企业不得以任何方式直接向患者推荐、销售处方药。

处方药的销售和购买必须由执业医师或执业助理医师处方,可在医疗机构药房调配、购买、使用,也可凭处方在有《药品经营许可证》的零售药房购买使用。销售处方药的医疗机构与零售药店必须配备驻店执业药师或者药师以上药学技术人员。执业药师或者药师必须对医生处方进行审核。签字后依据处方正确调配、销售处方药。处方药不得采用开架自选方式销售,处方药与非处方药应当分柜台摆放,处方药与非处方药均不得采用有奖销售、附赠药品或礼品销售等方式。

(2)处方药的包装、标签、说明书的管理:处方药的包装、标签、说明书的管理必须符合《药品管理法》的规定。国家食品药品监督管理局于2006年颁布了《药品说明书和标签管理规定》,使处方药包装、标签、说明书的管理有了具体的、可操作性的法规规范。

3.非处方药的管理

(1)非处方药的生产与销售管理:与处方药相同,非处方药的生产企业也必须具有《药品生产许可证》,其生产品种必须取得药品批准文号。凡列入《国家非处方药目录》的品种必须按规定进行审核登记,未经过审核登记的非处方药品种将被停止生产。

经营非处方药品的批发企业和甲类非处方药的零售企业必须具有《药品经营许可证》。经过省级药监部门批准的普通商业企业可以零售乙类非处方药,必须开设专柜,并且配备高中以上文化程度、经专业培训合格的人员。非处方药可以不凭医师处方销售、购买,但患者可以要求在执业药师或药师的指导下购买使用,执业药师或药师应该对患者选购非处方药提供用药指导或提出寻求医师治疗的建议。非处方药可采用开架自选方式销售,但不得采用有奖销售、附赠药品或礼品销售等方式。医疗机构可以根据医疗需要使用或推荐使用非处方药。任何非处方药销售企业均应从合法的渠道采购药品。

(2)非处方药的包装、标签、说明书的管理:非处方药的标签和说明书是指导患者"正确判断适应证、安全使用药品"的重要文件,对其管理必须严格和规范。非处方药的标签和说明书必须经国家食品药品监督管理局批准,非处方药的每个销售单元包装必须附有标签、说明书。非处方药的标签和说明书应科学、简明，通俗易懂，便于消费者自行判断、选择和使用。非处方药的包装、标签或说明书上必须印有以下警示语或忠告语："请仔细阅读说明书并按说明书使用或在药师指导下购买和使用"。

（3）非处方药标识的要求：国家规定非处方药必须有特定的标识。我国非处方药专有标识的图案为椭圆形背景下的OTC 3个英文字母，分为红色（红底白字）和绿色（绿底白字），红底白字的图案用于甲类非处方药，绿底白字的图案用于乙类非处方药以及经营非处方药的企业指南性标志。

4.处方药的广告管理

处方药不得在大众媒体上发布广告，除特殊情况外，可以在国家主管部门批准的医药专业媒体上发布广告。

（三）药品不良反应报告与监测

1.药品不良反应（adverse drug reaction，ADR）的概念

根据《药品不良反应报告和监测管理办法》，药品不良反应是指合格药品在正常用法用量下出现的与用药目的无关的或意外的有害反应。新的药品不良反应是指药品说明书中未载明的不良反应。药品严重不良反应是指因服用药品引起以下损害情形之一的反应：①引起死亡。②致癌、致畸、致出生缺陷。③对生命有危险并能够导致人体永久的或显著的伤残。④对器官功能产生永久损伤。⑤导致住院或住院时间延长。

2.我国药品不良反应报告和监测制度

（1）主管部门：国家食品药品监督管理局主管全国药品不良反应监测工作，省、自治区、直辖市人民政府（食品）药品监督管理局主管本行政区域内的药品不良反应监测工作，各级卫生主管部门负责医疗卫生机构中与实施药品不良反应报告制度有关的管理工作。建立国家和各省级药品不良反应监测中心，负责药品不良反应报告资料的收集、核实、评价、反馈、上报及其他有关工作。

（2）药品不良反应的报告：我国对药品不良反应实行逐级、定期报告制度，必要时可以越级报告。

报告的范围：新药监测期内的药品应报告该药品发生的所有不良反应；新药监测期已满的药品，报告该药品引起的新的和严重的不良反应。进口药品自首次获准进口之日起5年内，报告该进口药品发生的所有不良反应；满5年的，报告该进口药品发生的新的和严重的不良反应。

报告程序：药品生产、经营企业和医疗卫生机构必须指定专（兼）职人员负责本单位生产、经营、使用药品的不良反应报告和监测工作，发现可能与用药有关的不良反应应详细记录、调查、分析、评价、处理，并填写《药品不良反应/事件报告表》，每季度集中向所在地的省、自治区、直辖市药品不良反应监测中心报告，其中新的或严重的药品不良反应应于发现之日起15日内报告，死亡病例须及时报告；群体不良反应，应立即向所在地的省、自治区、直辖市（食品）药品监督管理局、卫生厅（局）以及药品不良反应监测中心报告。进口药品在其他国家和地区发生新的或严重的不良反应，代理经营该进口药品的单位应于不良反应发现之日起1个月内报告国家药品不良反应监测中心。个人发现药品引起的新的或严重的不良反应，可直接向所在地的省、自治区、直辖市药品不良反应监测中心或（食品）药品监督管理局报告。

第二节　药品管理法律、法规

药品管理法律、法规是国家对药品管理的法律、法令、决定、条例、规定、规则、办法、细则等法规文件的总称，是全国药品研究、生产、经营、使用单位和药品监督管理部门、药品检验机构都必须严格遵守和认真执行的行为规范。药品作为一种特殊的商品，被人类用法律手段来管理已有悠久历史。20世纪以来，尤其是第二次世界大战之后，各国政府都加强了对药品的法治化管理，约束和规范药品从研制到使用的各个环节，形成了药品管理的法律体系。我国以《中华人民共和国药品管理法》的颁布实施为标志，药品管理也走上了法治化管理的轨道。

一、药品管理立法概述

（一）药品管理立法的概念与特征

1.药品管理立法的概念

药品管理立法，是指国家有关机关依照法定权限和法定程序制订、修改或废止具有不同法律效力的药品监督管理的规范性文件的活动的总称，是以保证药品质量为核心的各种有关药品的行为规范的法律形式的制订、修改和废止。

2.药品管理立法的特征

（1）立法目的是维护人们身体健康和用药的合法权益。

（2）以药品质量标准为核心的行为规范。

（3）药品管理立法的系统性。

（4）药品管理立法的国际化倾向。

（二）我国药品管理立法的发展

我国现代药品管理立法，始于1911年辛亥革命。新中国成立后，经过50多年的建设与发展，到2006年6月，我国在药品管理方面的立法已有法律1部，行政法规12部，行政规章30余件，规范性文件200多件，再加上地方性法规、规章，构成了我国药品监督管理的法律体系，使药品监督管理工作基本上实现了有法可依。

1.国务院颁布（批准）实施的行政法规

（1）野生药材资源保护管理条例，国发〔1987〕第96号，1987年12月1日起施行。

（2）医疗用毒性药品管理办法，国务院令第23号发布，1988年12月27日起施行。

（3）放射性药品管理办法，国务院令第25号发布，1989年1月13日起施行。

（4）中药品种保护条例，国务院令第106号，1993年1月1日起施行。

（5）药品行政保护条例，国务院批准原国家医药管理局令第12号，1993年1月1日起施行。

（6）血液制品管理条例，国务院令第208号，1996年12月30日起施行。

（7）医疗器械监督管理条例，国务院令第276号，2000年4月1日起施行。

（8）中华人民共和国药品管理法实施条例，国务院令第360号，2002年9月15日起施行。

（9）中华人民共和国中医药条例，国务院令第374号，2003年10月1日起施行。

（10）疫苗流通与预防接种管理条例，国务院令第434号，2005年6月1日起施行。

（11）麻醉药品和精神药品管理条例，国务院令第442号，2005年11月1日起施行。

（12）易制毒化学品管理办法，国务院令第445号，2005年11月1日起施行。

2.国家食品药品监督管理局颁布（批准）实施的行政规章

（1）药品监督行政处罚程序规定，第1号，2003年7月1日起施行。

（2）药物非临床研究质量管理规范，第2号，2003年9月1日起施行。

（3）药物临床试验质量管理规范，第3号，2003年9月1日起施行。

（4）药品进口管理办法，第4号，2004年1月1日起施行。

（5）医疗器械临床试验规定，第5号，2004年4月1日起施行。

（6）药品经营许可证管理办法，第6号，2004年4月1日起施行。

（7）药品不良反应报告和监测管理办法，第7号，2004年3月4日起施行。

（8）国家食品药品监督管理局关于涉及行政审批的行政规章修改、废止、保留的决定，第8号，2004年7月1日起施行。

（9）互联网药品信息服务管理办法，第9号，2004年7月8日起施行。

（10）医疗器械说明书、标签和包装标识管理办法，第10号，2004年7月8日起施行。

（11）生物制品批签发管理办法，第11号，2004年7月13日起施行。

（12）医疗器械生产监督管理办法，第12号，2004年7月20日起施行。

（13）直接接触药品的包装材料和容器管理办法，第 13 号，2004 年 7 月 20 日起施行。

（14）药品生产监督管理办法，第 14 号，2004 年 8 月 5 日起施行。

（15）医疗器械经营企业许可证管理办法，第 15 号，2004 年 8 月 9 日起施行。

（16）医疗器械注册管理办法，第 16 号，2004 年 8 月 9 日起施行。

（17）医疗机构制剂配制监督管理办法，第 18 号，2005 年 6 月 1 日起施行。

（18）保健食品注册管理办法（试行），第 19 号，2005 年 7 月 1 日起施行。

（19）医疗机构制剂注册管理办法（试行），第 20 号，2005 年 8 月 1 日起施行。

（20）国家食品药品监督管理局药品特别审批程序，第 21 号，2005 年 11 月 18 日起施行。

（21）进口药材管理办法（试行），第 22 号，2006 年 2 月 1 日起施行。

（22）国家食品药品监督管理局听证规则（试行），第 23 号，2006 年 2 月 1 日起施行。

（23）药品说明书和标签管理规定，第 24 号，2006 年 6 月 1 日起施行。

（24）蛋白同化制剂、肽类激素进出口管理办法（暂行），第 25 号，2006 年 9 月 1 日起施行。

（25）药品流通监督管理办法，第 26 号，2007 年 5 月 1 日起施行。

（26）药品广告审查办法，第 27 号，2007 年 5 月 1 日起施行。

（27）药品注册管理办法，第 28 号，2007 年 10 月 1 日起施行。

二、中华人民共和国药品管理法

《中华人民共和国药品管理法》（以下简称《药品管理法》），于 1984 年 9 月 20 日经第六届全国人民代表大会常务委员会第七次会议通过。2001 年 2 月 28 日第九届全国人民代表大会常务委员会第二十次会议修订。修订后的《中华人民共和国药品管理法》自 2001 年 12 月 1 日起施行。《药品管理法》的颁布、修订、实施，是我国药品监督管理工作法治建设的大事，对于促进药品监督管理工作和医药卫生事业的发展具有十分重要的意义。

（一）《药品管理法》的法律框架

现行的《药品管理法》共有十章一百零六条，其法律框架如下。

总则 （第一～六条）

第二章 药品生产企业管理（第七～十三条）

第三章 药品经营企业管理（第十四～二十一条）

第四章 医疗机构的药剂管理（第二十二～二十八条）

第五章 药品管理（第二十九～五十一条）

第六章 药品包装的管理（第五十二～五十四条）

第七章 药品价格和广告的管理（第五十五～六十三条）

第八章 药品监督（第六十四～七十二条）

第九章 法律责任（第七十三～一百零一条）

第十章 附则（第一百零二～一百零六条）

（二）《药品管理法》的主要内容

1.总则

法律的总则一般规定本法的立法宗旨、适用范围、有关方针政策及主管部门等问题。《药品管理法》的总则为第一章（第一～六共6条）的内容。

（1）立法宗旨：第一条。

第一条：为加强药品监督管理，保证药品质量，保障人体用药安全，维护人民身体健康和用药的合法权益，特制订本法。

（2）适用范围：第二条。

第二条：在中华人民共和国境内从事药品的研制、生产、经营、使用和监督管理的单位或者个人，必须遵守本法。

（3）我国发展药品的方针：第三、第四条。

第三条：国家发展现代药和传统药，充分发挥其在预防、医疗和保健中的作用。

国家保护野生药材资源，鼓励培育中药材。

第四条：国家鼓励研究和创制新药，保护公民、法人和其他组织研究、开发新药的合法权益。

（4）药品监督管理体制：第五、第六条。

第五条：国务院药品监督管理部门主管全国药品监督管理工作。国务院有关部门在各自的职责范围内负责与药品有关的监督管理工作。省、自治区、直辖市人民政府药品监督管理部门负责本行政区域内的药品监督管理工作。省、自治区、直辖市人民政府有关部门在各自的职责范围内负责与药品有关的监督管理工作。国务院药品监督管理部门应当配合国务院经济综合主管部门，执行国家制定的药品行业发展规划和产业政策。

第六条：药品监督管理部门设置或者确定的药品检验机构，承担依法实施药品审批和药品质量监督检查所需的药品检验工作。

2.药品生产、经营企业和医疗机构药剂的管理

药品生产、经营企业和医疗机构药剂的管理包括《药品管理法》第二、第三、第四章（第七～二十八共22条）的内容。

（1）许可证制度：《药品管理法》第七、第十四和第二十三条规定了开办药品生产企业、药品经营企业以及医疗机构配制制剂必需的必要条件，即取得相应的许可证。这一项管理制度被称为"许可证制度"。

（2）药品生产企业的管理。

药品生产企业的开办程序及条件（第七、第八条）。

第七条：开办药品生产企业，须经企业所在地省、自治区、直辖市人民政府药品监督管理部门批准并发给《药品生产许可证》，凭《药品生产许可证》到工商行政管理部门办理登记注册。无《药品生产许可证》的，不得生产药品。《药品生产许可证》应当标明有效期和生产范围，到期重新审查发证。药品监督管理部门批准开办药品生产企业，除依据本法第八条规定的条件外，还应当符合国家制定的药品行业发展规划

和产业政策，防止重复建设。

第八条：开办药品生产企业，必须具备以下条件：①具有依法经过资格认定的药学技术人员、工程技术人员及相应的技术工人。②具有与其药品生产相适应的厂房、设施和卫生环境。③具有能对所生产药品进行质量管理和质量检验的机构、人员以及必要的仪器设备。④具有保证药品质量的规章制度。

生产药品的基本要求：第九条。

第九条：药品生产企业必须按照国务院药品监督管理部门依据本法制定的《药品生产质量管理规范》组织生产。药品监督管理部门按照规定对药品生产企业是否符合《药品生产质量管理规范》的要求进行认证；对认证合格的，发给认证证书。

《药品生产质量管理规范》的具体实施办法、实施步骤由国务院药品监督管理部门规定。

生产药品的具体要求：第十、第十一、第十二条。

第十条：除中药饮片的炮制外，药品必须按照国家药品标准和国务院药品监督管理部门批准的生产工艺进行生产，生产记录必须完整准确。药品生产企业改变影响药品质量的生产工艺的，必须报原批准部门审核批准。

中药饮片必须按照国家药品标准炮制；国家药品标准没有规定的，必须按照省、自治区、直辖市人民政府药品监督管理部门制定的炮制规范炮制。省、自治区、直辖市人民政府药品监督管理部门制定的炮制规范应当报国务院药品监督管理部门备案。

第十一条：生产药品所需的原料、辅料，必须符合药用要求。

第十二条：药品生产企业必须对其生产的药品进行质量检验；不符合国家药品标准或者不按照省、自治区、直辖市人民政府药品监督管理部门制定的中药饮片炮制规范炮制的，不得出厂。

药品的委托生产：第十三条。

第十三条：经国务院药品监督管理部门或者国务院药品监督管理部门授权的省、自治区、直辖市人民政府药品监督管理部门批准，药品生产企业可以接受委托生产药品。

(3) 药品经营企业的管理。

药品经营企业的开办程序和条件：第十四、第十五条。

第十四条：开办药品批发企业，须经企业所在地省、自治区、直辖市人民政府药品监督管理部门批准并发给《药品经营许可证》；开办药品零售企业，须经企业所在地县级以上地方药品监督管理部门批准并发给《药品经营许可证》，凭《药品经营许可证》到工商行政管理部门办理登记注册。无《药品经营许可证》的，不得经营药品。

《药品经营许可证》应当标明有效期和经营范围，到期重新审查发证。

药品监督管理部门批准开办药品经营企业，除依据本法第十五条规定的条件外，还应当遵循合理布局和方便群众购药的原则。

第十五条：开办药品经营企业必须具备以下条件：①具有依法经过资格认定的药学技术人员。②具有与所经营药品相适应的营业场所、设备、仓储设施、卫生环境。③具有与所经营药品相适应的质量管理机构或者人员。④具有保证所经营药品质量的规章制度。

经营药品的基本要求：第十六条。

第十六条：药品经营企业必须按照国务院药品监督管理部门依据本法制定的《药品经营质量管理规范》经营药品。药品监督管理部门按照规定对药品经营企业是否符合《药品经营质量管理规范》的要求进行认证；对认证合格的，发给认证证书。

《药品经营质量管理规范》的具体实施办法、实施步骤由国务院药品监督管理部门规定。

经营药品的具体要求：第十七～第二十一条。

第十七条：药品经营企业购进药品，必须建立并执行进货检查验收制度，验明药品合格证明和其他标识；不符合规定要求的，不得购进。

第十八条：药品经营企业购销药品，必须有真实完整的购销记录。购销记录必须注明药品的通用名称、剂型、规格、批号、有效期、生产厂商、购（销）货单位、购

（销）货数量、购销价格、购（销）货日期及国务院药品监督管理部门规定的其他内容。

第十九条：药品经营企业销售药品必须准确无误，并正确说明用法、用量和注意事项；调配处方必须经过核对，对处方所列药品不得擅自更改或者代用。对有配伍禁忌或者超剂量的处方，应当拒绝调配；必要时，经处方医师更正或者重新签字，方可调配。

药品经营企业销售中药材，必须标明产地。

第二十条：药品经营企业必须制定和执行药品保管制度，采取必要的冷藏、防冻、防潮、防虫、防鼠等措施，保证药品质量。

药品入库和出库必须执行检查制度。

第二十一条：城乡集市贸易市场可以出售中药材，国务院另有规定的除外。

城乡集市贸易市场不得出售中药材以外的药品，但持有《药品经营许可证》的药品零售企业在规定的范围内可以在城乡集市贸易市场设点出售中药材以外的药品。具体办法由国务院规定。

（4）医疗机构药剂的管理。

人员配备：第二十二条。

第二十二条：医疗机构必须配备依法经过资格认定的药学技术人员。非药学技术人员不得直接从事药剂技术工作。

医疗机构制剂管理：第二十三～二十五条。

第二十三条：医疗机构配制制剂，须经所在地省、自治区、直辖市人民政府卫生行政部门审核同意，由省、自治区、直辖市人民政府药品监督管理部门批准，发给《医疗机构制剂许可证》。无《医疗机构制剂许可证》的，不得配制制剂。《医疗机构制剂许可证》应当标明有效期，到期重新审查发证。

第二十四条：医疗机构配制制剂，必须具有能够保证制剂质量的设施、管理制度、检验仪器和卫生条件。

第二十五条：医疗机构配制的制剂，应当是本单位临床需要而市场上没有供应的品种，并须经所在地省、自治区、直辖市人民政府药品监督管理部门批准后方可配制。配制的制剂必须按照规定进行质量检验；合格的，凭医师处方在本医疗机构使用。特殊情况下，经国务院或者省、自治区、直辖市人民政府的药品监督管理部门批准，医疗机构配制的制剂可以在指定的医疗机构之间调剂使用。

医疗机构配制的制剂，不得在市场销售。

医疗机构药品购进、保管和调配处方的管理：第二十六～二十八条。

第二十六条：医疗机构购进药品，必须建立并执行进货检查验收制度，验明药品合格证明和其他标识；不符合规定要求的，不得购进和使用。

第二十七条：医疗机构的药剂人员调配处方，必须经过核对，对处方所列药品不得擅自更改或者代用。对有配伍禁忌或者超剂量的处方，应当拒绝调配；必要时，经处方医师更正或者重新签字，方可调配。

第二十八条：医疗机构必须制定和执行药品保管制度，采取必要的冷藏、防冻、防潮、防虫、防鼠等措施，保证药品质量。

3.药品管理

（1）新药的研制和审批。

新药的定义：新药，"是指未曾在中国境内上市销售的药品"（《药品管理法实施条例》第七十七条规定）。

新药的注册审批：第二十九条。

第二十九条：研制新药，必须按照国务院药品监督管理部门的规定如实报送研制方法、质量指标、药理及毒理试验结果等有关资料和样品，经国务院药品监督管理部门批准后，方可进行临床试验。药物临床试验机构资格的认定办法，由国务院药品监督管理部门、国务院卫生行政部门共同制定。

完成临床试验并通过审批的新药，由国务院药品监督管理部门批准，发给新药证书。

GLP 与 GCP：第三十条。

第三十条：药物的非临床安全性评价研究机构和临床试验机构必须分别执行药物非临床研究质量管理规范、药物临床试验质量管理规范。药物非临床研究质量管理规范、药物临床试验质量管理规范由国务院确定的部门制定。

（2）药品批准文号的管理：第三十一条。

第三十一条：生产新药或者已有国家标准的药品的，须经国务院药品监督管理部门批准，并发给药品批准文号；但是，生产没有实施批准文号管理的中药材和中药饮片除外。实施批准文号管理的中药材、中药饮片品种目录由国务院药品监督管理部门会同国务院中医药管理部门制定。

药品生产企业在取得药品批准文号后，方可生产该药品。

（3）国家药品标准的管理：第三十二条。

第三十二条：药品必须符合国家药品标准。中药饮片依照本法第十条第二款的规定执行。

国务院药品监督管理部门颁布的《中华人民共和国药典》和药品标准为国家药品标准。

国务院药品监督管理部门组织药典委员会，负责国家药品标准的制定和修订。

国务院药品监督管理部门的药品检验机构负责标定国家药品标准品、对照品。

（4）药品购进管理：第三十四条。

第三十四条：药品生产企业、药品经营企业、医疗机构必须从具有药品生产、经营资格的企业购进药品；但是，购进没有实施批准文号管理的中药材除外。

（5）管理药品的几项制度，如下。

特殊药品管理制度：第三十五条。

第三十五条：国家对麻醉药品、精神药品、医疗用毒性药品、放射性药品，实行特殊管理。管理办法由国务院制定。

中药品种保护制度：第三十六条。

第三十六条：国家实行中药品种保护制度。具体办法由国务院制定。

处方药与非处方药分类管理制度：第三十七条。

第三十七条：国家对药品实行处方药与非处方药分类管理制度。具体办法由国务院制定。

药品的储备与调用制度：第四十三条。

第四十三条：国家实行药品储备制度。

国内发生重大灾情、疫情及其他突发事件时，国务院规定的部门可以紧急调用企业药品。

（6）进、出口药品的管理。

进口药品的注册审批制度第三十八、第三十九条。

第三十八条：禁止进口疗效不确、不良反应大或者其他原因危害人体健康的药品。

第三十九条：药品进口，须经国务院药品监督管理部门组织审查，经审查确认符合质量标准、安全有效的，方可批准进口，并发给进口药品注册证书。医疗单位临床急需或者个人自用进口的少量药品，按照国家有关规定办理进口手续。

药品进口的通关与检验：第四十条。

第四十条：药品必须从允许药品进口的口岸进口，并由进口药品的企业向口岸所在地药品监督管理部门登记备案。海关凭药品监督管理部门出具的《进口药品通关单》放行。无《进口药品通关单》的，海关不得放行。

口岸所在地药品监督管理部门应当通知药品检验机构按照国务院药品监督管理部门的规定对进口药品进行抽查检验，并依照本法第四十一条第二款的规定收取检验费。

允许药品进口的口岸由国务院药品监督管理部门会同海关总署提出，报国务院批准。

对药品限制或者禁止出口的规定：第四十四条。

第四十四条：对国内供应不足的药品，国务院有权限制或者禁止出口。

麻醉药品、精神药品进出口的准许证管理：第四十五条。

第四十五条：进口、出口麻醉药品和国家规定范围内的精神药品，必须持有国务院药品监督管理部门发给的《进口准许证》、《出口准许证》。

（7）药品的国家检定：第四十一条。

第四十一条：国务院药品监督管理部门对下列药品在销售前或者进口时，指定药品检验机构进行检验；检验不合格的，不得销售或者进口：①国务院药品监督管理部门规定的生物制品。②首次在中国销售的药品。③国务院规定的其他药品。

前款所列药品的检验费项目和收费标准由国务院财政部门会同国务院价格主管部门核定并公告。检验费收缴办法由国务院财政部门会同国务院药品监督管理部门制定。

（8）药品的审评与淘汰。

药品的审评与再评价：第三十三条。

第三十三条：国务院药品监督管理部门组织药学、医学和其他技术人员，对新药进行审评，对已经批准生产的药品进行再评价。

药品的整顿与淘汰：第四十二条。

第四十二条：国务院药品监督管理部门对已经批准生产或者进口的药品，应当组织调查；对疗效不确、不良反应大或者其他原因危害人体健康的药品，应当撤销批准文号或者进口药品注册证书。

已被撤销批准文号或者进口药品注册证书的药品，不得生产或者进口、销售和使用；已经生产或者进口的，由当地药品监督管理部门监督销毁或者处理。

（9）药材的管理规定：第四十六、第四十七条。

第四十六条：新发现和从国外引种的药材，经国务院药品监督管理部门审核批准后，方可销售。

第四十七条：地区性民间习用药材的管理办法，由国务院药品监督管理部门会同国务院中医药管理部门制定。

（10）禁止生产、销售假药、劣药。

假药的认定：第四十八条。

第四十八条：禁止生产（包括配制，下同）、销售假药。

有下列情形之一的，为假药：①药品所含成份与国家药品标准规定的成份不符的。②以非药品冒充药品或者以他种药品冒充此种药品的。

有下列情形之一的药品，按假药论处：①国务院药品监督管理部门规定禁止使用的。②依照本法必须批准而未经批准生产、进口，或者依照本法必须检验而未经检验即销售的。③变质的。④被污染的。⑤使用依照本法必须取得批准文号而未取得批准文号的原料药生产的。⑥所标明的适应证或者功能主治超出规定范围的。

劣药的认定：第四十九条。

第四十九条：禁止生产、销售劣药。药品成份的含量不符合国家药品标准的，为劣药。有下列情形之一的药品，按劣药论处：①未标明有效期或者更改有效期的。②不注明或者更改生产批号的。③超过有效期的。④直接接触药品的包装材料和容器未经批准的。⑤擅自添加着色剂、防腐剂、香料、矫味剂及辅料的。⑥其他不符合药品标准规定的。

（11）药品通用名称的管理：第五十条。

第五十条：列入国家药品标准的药品名称为药品通用名称。已经作为药品通用名称的，该名称不得作为药品商标使用。

（12）有关人员健康检查的规定：第五十一条。

第五十一条：药品生产企业、药品经营企业和医疗机构直接接触药品的工作人员，必须每年进行健康检查。患有传染病或者其他可能污染药品的疾病的，不得从事直接接触药品的工作。

4.药品包装的管理

（1）直接接触药品的包装材料和容器的管理：第五十二条。

第五十二条：直接接触药品的包装材料和容器，必须符合药用要求，符合保障人体健康、安全的标准，并由药品监督管理部门在审批药品时一并审批。

药品生产企业不得使用未经批准的直接接触药品的包装材料和容器。

对不合格的直接接触药品的包装材料和容器，由药品监督管理部门责令停止使用。

（2）药品包装的要求：第五十三条。

第五十三条：药品包装必须适合药品质量的要求，方便储存、运输和医疗使用。

发运中药材必须有包装。在每件包装上，必须注明品名、产地、日期、调出单位，并附有质量合格的标志。

（3）标签及说明书的管理：第五十四条。

第五十四条：药品包装必须按照规定印有或者贴有标签并附有说明书。

标签或者说明书上必须注明药品的通用名称、成份、规格、生产企业、批准文号、产品批号、生产日期、有效期、适应证或者功能主治、用法、用量、禁忌、不良反应和注意事项。

麻醉药品、精神药品、医疗用毒性药品、放射性药品、外用药品和非处方药的标签，必须印有规定的标志。

5.药品价格和广告的管理

（1）药品的价格管理：第五十五～五十八条。

第五十五条：依法实行政府定价、政府指导价的药品，政府价格主管部门应当依照《中华人民共和国价格法》规定的定价原则，依据社会平均成本、市场供求状况和社会承受能力合理制定和调整价格，做到质价相符，消除虚高价格，保护用药者的正当利益。

药品的生产企业、经营企业和医疗机构必须执行政府定价、政府指导价，不得以任何形式擅自提高价格。

药品生产企业应当依法向政府价格主管部门如实提供药品的生产经营成本，不得拒报、虚报、瞒报。

第五十六条：依法实行市场调节价的药品，药品的生产企业、经营企业和医疗机构应当按照公平、合理和诚实信用、质价相符的原则制定价格，为用药者提供价格合理的药品。

药品的生产企业、经营企业和医疗机构应当遵守国务院价格主管部门关于药价管理的规定，制定和标明药品零售价格，禁止暴利和损害用药者利益的价格欺诈行为。

第五十七条：药品的生产企业、经营企业、医疗机构应当依法向政府价格主管部门提供其药品的实际购销价格和购销数量等资料。

第五十八条：医疗机构应当向患者提供所用药品的价格清单；医疗保险定点医疗机构还应当按照规定的办法如实公布其常用药品的价格，加强合理用药的管理。具体办法由国务院卫生行政部门规定。

（2）药品购销中的禁止性规定：第五十九条。

第五十九条：禁止药品的生产企业、经营企业和医疗机构在药品购销中账外暗中给予、收受回扣或者其他利益。

禁止药品的生产企业、经营企业或者其代理人以任何名义给予使用其药品的医疗机构的负责人、药品采购人员、医师等有关人员以财物或者其他利益。禁止医疗机构的负责人、药品采购人员、医师等有关人员以任何名义收受药品的生产企业、经营企业或者其代理人给予的财物或者其他利益。

（3）药品广告管理：第六十～六十三条。

第六十条：药品广告须经企业所在地省、自治区、直辖市人民政府药品监督管理部门批准，并发给药品广告批准文号；未取得药品广告批准文号的，不得发布。

处方药可以在国务院卫生行政部门和国务院药品监督管理部门共同指定的医学、药学专业刊物上介绍，但不得在大众传播媒介发布广告或者以其他方式进行以公众为对象的广告宣传。

第六十一条：药品广告的内容必须真实、合法，以国务院药品监督管理部门批准的说明书为准，不得含有虚假的内容。

药品广告不得含有不科学的表示功效的断言或者保证；不得利用国家机关、医药科研单位、学术机构或者专家、学者、医师、患者的名义和形象作证明。

非药品广告不得有涉及药品的宣传。

第六十二条：省、自治区、直辖市人民政府药品监督管理部门应当对其批准的药品广告进行检查，对于违反本法和《中华人民共和国广告法》的广告，应当向广告监督管理机关通报并提出处理建议，广告监督管理机关应当依法作出处理。

第六十三条：药品价格和广告，本法未规定的，适用《中华人民共和国价格法》、《中华人民共和国广告法》的规定。

6.药品监督

（1）药品的监督检查：第六十四、第六十八条。

第六十四条：药品监督管理部门有权按照法律、行政法规的规定对报经其审批的药品研制和药品的生产、经营以及医疗机构使用药品的事项进行监督检查，有关单位和个人不得拒绝和隐瞒。

药品监督管理部门进行监督检查时，必须出示证明文件，对监督检查中知悉的被检查人的技术秘密和业务秘密应当保密。

第六十八条：药品监督管理部门应当按照规定，依据《药品生产质量管理规范》、《药品经营质量管理规范》，对经其认证合格的药品生产企业、药品经营企业进行认证后的跟踪检查。

（2）药品质量的抽查检验。

药品质量的抽查检验与行政强制措施：第六十五条。

第六十五条：药品监督管理部门根据监督检查的需要，可以对药品质量进行抽查检验。抽查检验应当按照规定抽样，并不得收取任何费用。所需费用按照国务院规定列支。

药品监督管理部门对有证据证明可能危害人体健康的药品及其有关材料可以采取查封、扣押的行政强制措施，并在七日内作出行政处理决定；药品需要检验的，必须自检验报告书发出之日起十五日内作出行政处理决定。

药品质量的公告：第六十六条。

第六十六条：国务院和省、自治区、直辖市人民政府的药品监督管理部门应当定期公告药品质量抽查检验的结果；公告不当的，必须在原公告范围内予以更正。

药品质量的复验：第六十七条。

第六十七条：当事人对药品检验机构的检验结果有异议的，可以自收到药品检验结果之日起七日内向原药品检验机构或者上一级药品监督管理部门设置或者确定的药品检验机构申请复验，也可以直接向国务院药品监督管理部门设置或者确定的药品检验机构申请复验。受理复验的药品检验机构必须在国务院药品监督管理部门规定的时间内作出复验结论。

（3）药品监督管理的职责与义务。

禁止地方保护主义：第六十九条。

第六十九条：地方人民政府和药品监督管理部门不得以要求实施药品检验、审批等手段限制或者排斥非本地区药品生产企业依照本法规定生产的药品进入本地区。

不得参与药品生产经营活动：第七十条。

第七十条：药品监督管理部门及其设置的药品检验机构和确定的专业从事药品检验的机构不得参与药品生产经营活动，不得以其名义推荐或者监制、监销药品。

药品监督管理部门及其设置的药品检验机构和确定的专业从事药品检验的机构的工作人员不得参与药品生产经营活动。

药品检验的业务指导：第七十二条。

第七十二条：药品生产企业、药品经营企业和医疗机构的药品检验机构或者人员，应当接受当地药品监督管理部门设置的药品检验机构的业务指导。

（4）药品不良反应报告与紧急控制措施：第七十一条。

第七十一条：国家实行药品不良反应报告制度。药品生产企业、药品经营企业和医疗机构必须经常考察本单位所生产、经营、使用的药品质量、疗效和反应。发现可能与用药有关的严重不良反应，必须及时向当地省、自治区、直辖市人民政府药品监督管理部门和卫生行政部门报告。具体办法由国务院药品监督管理部门会同国务院卫生行政部门制定。

对已确认发生严重不良反应的药品,国务院或者省、自治区、直辖市人民政府的药品监督管理部门可以采取停止生产、销售、使用的紧急控制措施,并应当在五日内组织鉴定,自鉴定结论作出之日起十五日内依法作出行政处理决定。

7.法律责任

涉及《药品管理法》第九章(第七十三~一百零一共29条)的内容,规定了违反《药品管理法》的行为应承担的法律责任,以及处罚的实施有关问题。

8.附则

有关名词解释及施行时间。

第三节　特殊药品的管理

一、麻醉药品和精神药品的管理

2005年8月3日,国务院发布《麻醉药品和精神药品管理条例》,该条例自2005年11月1日起施行,1987年11月28日国务院发布的《麻醉药品管理办法》和1988年12月27日国务院发布的《精神药品管理办法》同时废止。《麻醉药品和精神药品管理条例》对麻醉药品和精神药品的品种范围、生产、供应、使用以及违反这些规定所应承担的法律责任做了规定。

(一)麻醉药品和精神药品目录

2005年9月27日,国家食品药品监督管理局、公安部、卫生部联合公布了麻醉药品和精神药品品种目录,包括麻醉药品121品种、第一类精神药品52种、第二类精神药品78种。根据国务院公布的《麻醉药品和精神药品管理条例》有关规定,麻醉药品和精神药品是指列入麻醉药品目录、精神药品目录的药品和其他物质。

国家对麻醉药品和精神药品品种目录实行动态管理。如果上市销售但尚未列入目录的药品和其他物质或者第二类精神药品发生滥用,已经造成或者可能造成严重社会危害的,国务院药品监督管理部门应当及时会同国务院公安部门、国务院卫生主管部门将该药品和该物质列入目录或者将该第二类精神药品调整为第一类精神药品。

（二）麻醉药品和精神药品的生产

国家根据麻醉药品和精神药品的医疗、国家储备和企业生产所需原料的需要确定需求总量，对麻醉药品药用原植物的种植、麻醉药品和精神药品的生产实行总量控制。

国务院药品监督管理部门根据麻醉药品和精神药品的需求总量制订年度生产计划。

国务院药品监督管理部门和国务院农业主管部门根据麻醉药品年度生产计划，制订麻醉药品药用原植物年度种植计划。

从事麻醉药品、第一类精神药品生产以及第二类精神药品原料药生产的企业，应当经所在地省、自治区、直辖市人民政府药品监督管理部门初步审查，由国务院药品监督管理部门批准；从事第二类精神药品制剂生产的企业，应当经所在地省、自治区、直辖市人民政府药品监督管理部门批准。

（三）麻醉药品和精神药品的经营

国家对麻醉药品和精神药品实行定点经营制度。

国务院药品监督管理部门应当根据麻醉药品和第一类精神药品的需求总量，确定麻醉药品和第一类精神药品的定点批发企业布局，并应当根据年度需求总量对布局进行调整、公布。

跨省、自治区、直辖市从事麻醉药品和第一类精神药品批发业务的企业，应当经国务院药品监督管理部门批准；在本省、自治区、直辖市行政区域内从事麻醉药品和第一类精神药品批发业务的企业，应当经所在地省、自治区、直辖市人民政府药品监督管理部门批准。专门从事第二类精神药品批发业务的企业，应当经所在地省、自治区、直辖市人民政府药品监督管理部门批准。

（四）麻醉药品和精神药品的使用

科学研究、教学单位需要使用麻醉药品和精神药品开展实验、教学活动的，应当经所在地省、自治区、直辖市人民政府药品监督管理部门批准，向定点批发企业或者定点生产企业购买。限量单位的级别标准按国家食品药品监督管理局规定办理。

医疗机构需要使用麻醉药品和第一类精神药品的,应当经所在地设区的市级人民政府卫生主管部门批准,取得麻醉药品、第一类精神药品购用印鉴卡。医疗机构应当凭印鉴卡向本省、自治区、直辖市行政区域内的定点批发企业购买麻醉药品和第一类精神药品。医疗机构应当按照国务院卫生主管部门的规定,对本单位执业医师进行有关麻醉药品和精神药品使用知识的培训、考核,经考核合格的,授予麻醉药品和第一类精神药品处方资格。执业医师取得麻醉药品和第一类精神药品的处方资格后,方可在本医疗机构开具麻醉药品和第一类精神药品处方,单张处方的最大用量应当符合国务院卫生主管部门的规定。

医疗机构应当对麻醉药品和精神药品处方进行专册登记,加强管理。麻醉药品处方至少保存 3 年,精神药品处方至少保存 2 年。

二、医疗用毒性药品和放射性药品的管理

(一)医疗用毒性药品的管理

1.医疗用毒性药品的定义和品种

医疗用毒性药品(以下简称毒性药品),系指毒性剧烈、治疗剂量与中毒剂量相近,使用不当会致人中毒或死亡的药品。

我国有关部门规定毒性药品的管理品种中,毒性中药 27 种;西药毒药品种 11 种。

2.毒性药品的生产

毒性药品年度生产、收购、供应和配制计划,由省、自治区、直辖市药品监督管理部门根据医疗需要制定,下达给指定的毒性药品生产、收购、供应单位,并抄报国家食品药品监督管理局和国家中医药管理局。

生产单位不得擅自改变生产计划自行销售。

药品生产企业必须由医药专业人员负责生产、配制和质量检验,并建立严格的管理制度。严防与其他药品混杂。每次配料,必须经 2 人以上复核无误,并详细记录每次所用原料和成品数。经手人要签字备查。所用工具、容器要处理干净,以防污染其他药品,标示量要准确无误,包装容器要有毒药标志。

凡加工炮制毒性中药，必须按照《中华人民共和国药典》或者省、自治区、直辖市药品监督管理部门制定的《炮制规范》的规定进行。炮制药材符合药用要求的，方可供应、配方和用于中成药生产。

3.毒性药品的经营和使用

毒性药品的收购、经营，由各级药品监督管理部门指定的药品经营单位负责；配方用药由指定的药品零售企业、医疗单位负责。其他任何单位或者个人均不得从事毒性药品的收购、经营和配方业务。

医疗单位供应和调配毒性药品，凭医师签名的正式处方；指定的药品零售企业供应和调配毒性药品，凭盖有医师所在的医疗单位公章的正式处方。每次处方剂量不得超过2日极量。

调配处方时，必须认真负责，计量准确，按医嘱注明要求，并由配方人员及具有执业药师或药师以上技术职称的复核人员签名盖章后方可发出。对处方未注明"生用"的毒性中药，应当附炮制品。如发现处方有疑问时，须经原处方医师重新审定后再行调配。处方一次有效，取药后处方保存2年备查。

（二）放射性药品的管理

1.放射性药品的定义和品种范围

放射性药品是指用于临床诊断或者治疗的放射性核素制剂或者其标记药物，包括裂变制品、堆照制品、加速器制品、放射性同位素发生器及其配套药盒、放射免疫分析药盒等。《中华人民共和国药典》2005年版收载17种放射性药品。

2.放射性药品的生产和经营管理

放射性药品生产、经营企业，必须向核工业集团公司报送年度生产、经营计划，并抄报国家食品药品监督管理局。

国家根据需要，对放射性药品实行合理布局，定点生产。申请开办放射性药品生产、经营的企业，应征得核工业集团公司的同意后，方可按照有关规定办理筹建手续。

放射性药品生产企业生产已有国家标准的放射性药品，必须经国家食品药品监督管理局征求核工业集团公司意见后审核批准,并发给批准文号。凡是改变已批准的生产工艺路线和药品标准的,生产单位必须按原报批程序经国家食品药品监督管理局批准后方能生产。

放射性药品的生产、供销业务由核工业集团公司统一管理。放射性药品的生产、经营单位和医疗单位凭省、自治区、直辖市药品监督管理部门发给的《放射性药品生产企业许可证》《放身性药品经营企业许可证》,医疗单位凭省、自治区、直辖市公安、环保和药品监督管理部门联合发给的《放射性药品使用许可证》,申请订货。

3.放射性药品的使用管理

持有《放射性药品使用许可证》的医疗单位,在研究配制放射性制剂进行临床验证前,应当根据放射性药品的特点,提出该制剂的药理、毒性等材料,由省、自治区、直辖市药品监督部门批准,并报国家食品药品监督管理局备案,该制剂只限本单位内使用。持有《放射性药品使用许可证》的医疗单位,必须负责对使用的放射性药品进行临床质量检验、收集药品不良反应等项工作,并定期向所在地药品监督管理部门报告。

由省、自治区、直辖市药品监督管理部门汇总后报国家食品药品监督管理局。

放射性药品使用后的废物(包括患者排出物),必须按照国家有关规定妥善处置。

放射性药品的检验由中国药品生物制品检定所或者经授权的药品检验所承担。

第四节 新药管理

新药管理是科技成果中的一种特殊管理,也是药品管理中的一个重要组成部分。由于药品是人们与疾病作斗争的重要工具,与人们的生命健康有密切关系,一个新药是否真正达到安全、有效的标准,必须提供足够的科学数据和资料加以证明并经国家卫生行政部门严格审查,批准后才能正式生产,销售和使用。因此,我国和世界上许多国家对新药管理都有明确规定,也就是对新药管理的立法。为此,研究开发新药不仅要有一定的技术力量和物质条件,而且还必须熟悉新药的管理内容和审批程序。

一、新药的概念和分类

(一)新药的概念

世界各国对新药的定义和管理范围均有明确的法律规定,其表述各不相同,但其总的精神是一致的。我国《新药审批办法》第一章总则中规定,"新药系指我国未生产过的药品。已生产的药品,凡增加新的适应证,改变给药途径和改变剂型的都属新药范围"。"我国未生产过的药品"包括:我国特创的新药,如抗疟药青蒿素、抗肿瘤药斑蝥素等;国外已有生产而我国仿制的药品,如抗肝炎药马洛替酯、镇吐药恩丹西酮;用生产过的原料药组成的新处方药(复方制剂)等。对于已上市的药品,如因增加新的适应证,改变给药途径和改变剂型的,为说明其原有药品的质量特性没有改变,也需要经提供充分的研究资料加以确证,故也列入新药管理范围。

(二)新药的分类

从药政管理角度看,我国新药的分类,其具体差别甚大,比如一个创新的药品和一个已经上市的药物增加新的适应证,改变剂型或改变给药途径的新药相比较,它们所研究的内容和申报资料,显然相差甚远。对于一个创新的新药对其性能的了解远不够深入,需要进行全面的研究,以提供尽可能多的资料用于分析、评价和审批;而对于已经上市多年的老药改变剂型或改变给药途径或增加适应证的新药,人们对其已有相当的认识,而只要与原药作对照就可以了。因此根据新药的具体情况,分类管理是十分必要的。我国中、西新药各分为5类,具体分类如下。

1.中药

第一类:①中药材的人工制成品。②新发现的中药材。③中药材新的药用部位。

第二类:①改变中药传统给药途径的新制剂。②天然药物中提取的有效部位。应与第一类中提到的"中药材新的药用部位"相区别。

第三类:新的中药制剂(包括古方、秘方、验方和改变传统处方组成者)。

第四类:改变剂型但不改变给药途径的中成药。

第五类：增加适应证的中成药。

2.西药

第一类：①我国创制的原料药品及其制剂（包括天然药物中提取的及合成的有效单体及其制剂）。②国外未批准生产，仅有文献报道的原料药品及其制剂。

第二类：国外已批准生产，但未列入国家药典的原料药品及其制剂。

第三类：①西药复方制剂。②中西药复方制剂。

第四类：①天然药物中已知有效单体用合成或半合成方法制取者。②国外已批准生产，并已列入国家药典的原料药及其制剂。③改变剂型或改变给药途径的药品。④属卫生部进口并已在国内使用的品种。⑤盐类药物，为改变其溶解度、提高稳定性而改变其酸根或碱基者，或改变金属元素形成新的金属化合物，但不改变其治疗作用。⑥已批准的药物，属于光学结构改变的（如消旋体改变为光学活性体），或由多组分提纯为较少组分，以提高疗效，降低毒性，但都不改变原始治疗作用的。

第五类：增加适应证的药品。

二、新药的临床前研究

根据新药评价、审批程序，将新药研究工作分为临床前研究和临床研究两大部分。这里将介绍临床前研究的主要内容。

（一）新药的药学研究

新药的药学研究主要包括工艺路线、结构确证、质量稳定性和质量标准等研究。

1.工艺路线

由合成、半合成、天然药物中提取的单体或组分，均要说明其制备工艺、路线的依据并附参考资料；如制剂应详细叙述制备工艺及在制备贮存过程中可能产生的降解产物。

2.结构确证

采用元素、红外、核磁、质谱等确证结构。若高分辨质谱可免做元素分析。

3.稳定性研究

为了保证药物的安全有效，必须稳定。这就要求探讨药物的变化条件、途径速度和机制，找出延缓变化过程的方法。制订出合适的有效期，因此新药申请必须申报有关稳定性的资料。

4.制订质量标准

应根据生产工艺中可能带入的杂质，有针对性地进行检查（如不良反应产物、分解物、未反应的原料中间体、异构体、残留溶剂）。制剂含量测定方法最好与原料药统一，采用同一方法。一种制剂中如有含量均匀度、溶出度，含量测定，三者测定方法应尽量统一。

（二）药理、毒理研究

新药临床前药理研究包括主要药效学研究、一般药理学研究、药代动力学研究。

1.主要药效学研究

应根据新药的不同药理作用，按该类型药品评价药效的研究方法和判断标准进行。原则是：①新药的主要药效作用应当用体内和体外两种试验方法获得证明。各种试验均应有空白对照和已知药品对照。②应当有两种以上剂量及不同的给药方法。溶于水的物质应作静脉注射。

2.一般药理学研究

一般药理学研究包括神经系统、心血管系统及呼吸系统的药理研究。如为复方则要求证明在药效和毒副作用方面具有一定的优点。

3.药代动力学研究

主要研究新药的吸收速率、吸收程度，在体内重要器官的分布和维持情况，以及排泄的速率和程度等。通过这方面的研究以提供新药的生物利用度、体内半衰期、血药浓度、特殊亲和作用、蓄积作用等资料。这对早期临床选择适宜剂量和给药方案，具有重要价值。

4.毒理学研究

主要明确新药的毒性强度、毒性发展过程，是否可逆以及有关的预防措施。为估计人的耐受剂量范围，选择临床使用最佳剂量，提示临床可能出现的中毒反应症状及其可能的毒副作用提供资料。毒理学研究包括全身毒性、局部毒性、特殊毒性和药品依赖性试验等。

通过上述研究，应当对临床前的药理、毒理作出明确的结论和评价，突出说明新药的药效、主要的药理和毒理作用；提出临床适用的范围；指出该药在临床研究中可能出现的不良反应及应重点观察的不良反应。

三、新药的报批程序

新药的审批与其他科研成果的鉴定，有着明显的区别。报批新药须分两个阶段进行：一是新药申请临床研究审批阶段；二是新药申请生产审批阶段。

（一）新药申请临床研究审批阶段

新药临床前基础研究结束后，先向所在省、自治区、直辖市卫生厅（局）的药政管理处提出该新药的临床研究申请，填写"新药临床研究申请表"。同时按新药类别报送相应类别所规定的资料，并附上样品，由卫生厅（局）初审后转报卫生部审批，除麻醉药品，精神药品，放射性药品，计划生育药品外的其他第四、第五类新药可直接由上述省、市卫生厅（局）审批临床研究的申请，抄报卫生部备案。

新药临床研究申请取得卫生部门同意后，按批准权限，在由卫生部或卫生厅（局）指定的医院进行。新药研制单位要与卫生行政部门指定的医院签订临床研究合同，免费提供药品（包括对照用药品），并承担临床研究所需的一切费用。非卫生行政部门指定的医院所作的临床研究材料，不能作为新药的临床研究资料，只能作为参考。

（二）新药申请生产审批阶段

新药临床研究结束后，如需生产必须向所在省、自治区、直辖市卫生厅（局）提出申请，报送有关文件和样品，经审查同意后报卫生部，由卫生部审核批准，发给新药证书及批准文号。

研制单位若不具备生产条件可凭新药证书进行技术转让。接受技术转让的生产单位可凭新药证书副本,向省卫生厅(局)提出生产的申请并提供样品,经检验合格后由卫生厅(局)转报卫生部审核,发给批准文号。

第一、二类新药批准后,一律为试生产两年,试产品只供医疗单位使用及省、自治区、直辖市新药特药商店零售,其他各类新药批准后,一律为正式生产。新药在试生产期间内,生产单位要继续考查药品质量和稳定性;药检部门要经常监督抽样检验,原临床单位要继续考察新药疗效和毒副作用,发现问题要及时报告,如有严重毒副反应或疗效不确者,卫生部可停止其试生产、销售和使用。

新药试生产期满,生产单位可向省、自治区、直辖市卫生厅(局)提出转为正式生产的报告,经审查批准,发给正式生产的批准文号。逾期不报告者取消原批准文号。

四、新药的报批和技术转让

(一)新药的保护

为保护新药研究和生产单位的成果,促进新药的发展,凡卫生部批准的新药,其他生产单位未得到原研制单位的技术转让,在以下时限内不得移植生产新药。以下时间均以"新药证书"颁发之日算起。

第一类新药 8 年(含试生产期 2 年);第二类新药 6 年(含试生产期 2 年);第三类新药 4 年;第四类新药 3 年。

(二)新药的技术转让

新药的技术转让必须签订技术合同。受让方接受研制单位的"新药证书"副本后,转让方负责将全部技术无保留地转交受让方。保证生产出质量合格的产品。研制单位如需再次进行技术转让,每次必须向所在省卫生行政部门申请,经审查后转报卫生部,经卫生部同意,可再发给"新药证书"副本。关于若干单位联合研制的新药进行转让时,持有"新药证书"副本的研制负责单位,必须征得其他参与联合研制单位的同意。

接受技术转让的单位必须持有《药品生产企业许可证》。申请生产该新药时,应按《新药审批办法》的程序办理,除报送有关资料外,还必须附有技术转让合同(影印件）和"新药证书"副本。若属准字号品种，还要附有省级药品生产主管部门的意见。

接受技术转让单位申请生产新药，如系国内首次生产，应按程序由卫生部批准生产并发给批准文号。如系卫生部已批准生产并发给批准文号的品种，则由省级卫生厅审批，抄报卫生部备案。批准生产后，"新药证书"副本由生产单位保存。接受技术转让单位无权再进行技术转让。

第五节 有效期药品的管理

普通药品在正常的贮藏条件下多能较长期地保持其有效性，但是有些药品如抗生素、生物制品、生化制品、某些化学药品和放射性同位素等，即使保存得很合理，符合贮藏条件，过了一定时期，有些效价降低，有些毒性增高，以致无法继续使用。为了充分保证药品的质量和用药的安全，根据其稳定性试验和实践对此类药品分别规定了有效期限。

毫无疑问，药品的有效期是与贮存条件密切相关的。因此，此类药品既要严格地按照指定的贮藏条件保管，又要在规定的效期内使用，二者不可缺一，是相辅相成的。如果忽视外界环境因素对药品的影响，不遵守规定的贮藏条件，那么即使未到失效期，药品却已变质或效价降低；反之，若能创造良好的贮藏条件，则虽超过了有效期，由于延缓了其失效速度，有时药效降低较小，尚有可能设法利用。因此，对此类药品必须采取有效的保管措施。

一、药品有效期概念

药品的有效期是指药品在一定的贮藏条件下能保证其质量的期限。通常有效期应在直接包装药品的容器上或外包装上标明。

药品的有效期应根据药品的稳定性不同，通过稳定性试验研究和留样观察，合理制订。药品新产品的有效期可通过稳定性试验或加速试验先订出暂行期限，待留样观察、积累充分数据后再进行修订。

由于各地、各药厂的生产条件不同,产品质量不同,因而同一品种的有效期也不完全一致,所以药品有效期应以产品包装上的标示为准。随着生产条件的不断改善,药品质量不断提高,药品有效期也不断改变和延长。应当指出,药品的有效期限也是药品质量的一个指标,因此,凡中国药典和卫生部规定的药品有效期,各地均应遵照执行。

二、药品生产批号与有效期的关系

药品的批号是用来表示药品生产日期的一种编号,常以同一次投料、同一生产工艺所生产的产品作为一个批号。批号的标示法,卫生部曾有统一的规定,亦即批号内容包括日号和分号,标注时日号在前,分号在后,中间以短横线相连。

日号一律规定为6位数字,如1993年4月1日生产的日号为930401;10月15日生产的为931015。

分号的具体表示方法由生产单位根据生产的品种、投料、检验、包装、小组代号等自行确定。例如1993年8月19日生产的第三批,即标为930819-3。每一品种同天投料作为一日号;每投料一次作为一分号。

药品的批号,对于药品保管和管理具有特殊的意义。

(1) 识别药品的新旧程度,掌握药品存放时间的长短。

(2) 推算药品的有效期限或失效日期。

(3) 代表一批药品的质量,药品的抽样检验、外观检查、合格与否的判定,均以批号为单位进行处理。

三、药品有效期的标示法

1995年11月卫药发(1995)第77号文件对药品有效期有如下规定:药品有效期的计算是从药品的生产日期(以生产批号为准)算起,药品标签应列有效期的终止日期。有效期制剂的生产应采用新原料。正常生产的药品,一般从原料厂调运到制剂厂,应不超过6个月,制剂的有效期一般不应超过原料药有效期的规定,少数特种制剂却有实验数据证明较原料药稳定者，可适当延长。但有效期的标示至今尚未完全标准化，为便于识别，兹将常见的标示法介绍如下。

（1）直接标明有效期为某年某月某日，即明确表明有效期的终止日期，这种标示很易辨认，国内多数生产厂家都采用此法。若标明有效期为某年某月，如有效期为1996年10月，即指该药可用到1996年10月31日。

（2）直接标明失效期为某年某月某日，如失效期为1995年9月30日，即表示此产品可用到1995年9月29日；若表明失效期为某年某月，如失效期为1995年6月，即该药可使用到1995年5月31日。

（3）只表明有效期年数，此种表示须根据批号推算，如批号：910514，有效期3年，系指可使用到1994年5月31日。推算方法是从药品出厂日期或按出厂期批号的下一个月1日算起，即从1991年6月1日算起，如有效期3年，则到1994年5月31日止。

（4）进口产品失效期限的标示很不统一，各国有自己的习惯书写法。大致而论，欧洲国家是按日-月-年顺序排列的（如8/5/71）；美国产品是按月-日-年排列的（如Nov.1，92）；日本产品按年-月-日排列的（如89-5）；前苏联产品有时用罗马数字代表月份（如Ⅵ.85）。在标明失效期的同时，一般尚注有制造日期，因此可以按制造日期来推算有效期为多长。例如：制造日期：15/5/91，即表示1991年5月15日生产。失效日期：Five years from date of manufacture，表示由制造日起5年内使用，表示可用到1996年5月14日。

四、有效期药品的管理要点

（一）计划采购

在编制采购计划时，要调查研究，掌握有效期药品消耗数据，再根据当年的医疗需要，周密制订。尽量防止计划的偏大或偏小，以免形成积压浪费或不足缺货，影响医疗。

（二）认真验收

入库验收时，大量的应分批号，按箱、按件清点；少量的则按盒、按支清点。逐批在单据上注明有效期或失效期，并应检查其外包装标志和小包装标签的内容（如品名、效价单位、规格、含量、批号、有效日期）是否一致。

（三）账物建卡

有效期药品入库后，应建立相应的专账和专卡，注明批号、效期、存放地点等，便于定期进行账物的检查核对。库房已实行计算机管理的也应按上述内容输入计算机，以便核对。对效期长者至少每季检查一次，对效期短者或近效期者应逐月检查。到效期药品，应根据《药品管理法》第34条的规定执行：过期不得再使用。

（四）存放有序

按照有效期的长短，分别排列存放，对效期作出明显的标志，并应严格按规定的贮存条件进行保管。

（五）近效期先出，近效期先用

调拨有效期药品要加速运转。

第六节　药品经营监督

不论是药品批发企业，还是药品零售企业，其药品经营条件、经营行为都对药品质量、合理用药及群众用药的安全、有效性具有重要影响。因此，为了保证药品经营质量、保证人体用药安全，药品监督管理部门必须对药品批发、零售者的经营条件和经营行为进行监督和规范。

一、药品零售企业监督要点

药品零售企业通过药品零售活动，使药品进入消费领域，直接进入顾客手中，用于防病治病、计划生育、康复保健。由于它的服务对象主要是患者，不同于一般的消费者，因此，药品零售企业药品质量的好坏，直接关系到千家万户，关系到人民群众的身体健康和生命安危。监管工作中应重点加强以下三个方面的监督。

（一）对人员的监督

按照《药品管理法》的规定，开办药品经营企业必须"具有依法经过资格认定的药学技术人员"。所谓"依法经过资格认定"是指国家正式大专院校毕业及经过国家有关部门考试考核合格后发给"执业药师"或专业技术职务证书的药学技术人员，因此，要求药品零售企业做到以下几点。

（1）药品零售企业负责人里必须具有药学或相应专业知识、现代化科学管理知识和一定药品经营实践经验的人员。

（2）零售企业应配备执业药师或相应的专业技术职称人员，并根据经营规模和经营商品类别，分别设有药师、中药师、药剂士、中药士或配备经县级以上药品监督管理部门审查登记的专职药工人员。

（3）专业技术人员应占企业从药职工总数的30%；企业应有执业药师或主管（中）药师负责质量，零售中药饮片、中成药要有中药师、中药士以上人员或连续从事中药调剂工作20年以上人员负责调剂复核；从事药品质量管理、检验、营业保管等工作人员必须经过有关部门培训，持证上岗。其他人员要经过专业培训考核才能上岗。

（4）企业直接接触药品的人员，应每年进行严格体检，并建立档案，凡患有传染病、隐性传染病、皮肤病及精神病者应调离接触药品的岗位。

（二）对经营条件的监督

对药品零售企业经营条件的监督，主要包括六个方面的内容。

（1）营业场所的大小，按经营规模及经营范围而定。经营中、西成药，中药饮片及医疗器械，店堂面积一般应大于 80 m^2；经营中、西成药及医疗器械，店堂面积一般应大于 50 m^2。经营需低温保存的药品，店堂内要有冷藏设备。

（2）营业场所应宽敞、明亮、整洁，布局合理，定位科学，装饰美观大方。药品广告宣传符合有关规定。

（3）橱窗、柜台、货架应满足经营的需要。

（4）药品必须分类陈列，柜组标志醒目。做到药品与非药品分开，内服药与外用药分开，人用药与兽用药分开，西药与中成药分开，一般药与易串味药分开，低温保存药必须放入冷藏设备，危险、特殊、贵重药品有专库或专柜存放。

拆零药品应集中存放于拆零专柜，盛器应保持原包装标签。

二类精神药品要专人管理，专账记录。毒性、麻醉中药必须专人、专库（柜）、专账，由双人双锁保管。危险品应储存于符合安全要求的专用场所。

库存药品要按批号顺序存放。不合格药品应单独存放，并有明显标志。对质量有疑问或存放达五年的品种应及时抽样送检，并做详细记录，保证库存药品的质量完好。

（5）药品仓储库房一般应大于 $50 m^2$，高度大于 $4 m$，库内实物体积与库容比小于 70%。

（6）药品仓储库房内要避光、避风、阴凉、干燥，符合药品养护条件；要有防虫、防鼠、防潮、防水、防霉烂变质及防污染的措施；要有符合要求的防水、防盗措施；要有通风、降温及监控温、湿度的设施；特殊保管药品的保管设施。

（三）对药品质量管理的监督

对药品质量管理重点监督以下四个环节。

1.进货渠道的监督

零售企业购进药品，应按照规定从合法渠道进货，进货前必须审查供货企业的合法资格及销售人员的资格；购进药品的合同应有明确的质量条款；首次经营的品种，必须经质量部门认可后方可购进。

2.药品入库验收的监督

应按规定的标准对购进的药品进行验收，对药品外观质量、包装及规定的包装标识认真进行检查。药品必须查验注册商标、批准文号和生产批号以及供货单位，写出明确的验收结论，并有完整、规范的验收记录。进口药品除按规定进行验收外，应有加盖供货单位红色印章的口岸药检所检验报告复印件，进口药品要有必要的中文标识。凡不符合规定质量要求和有问题的药品不得入库、销售，并及时将情况反映给质量部门。验收合格的药品必须按规定做好入库验收记录。

3.药品养护的监督

对在库的药品，按GSP的要求做好养护工作，防止过期失效、霉烂变质。凡过期失效、霉烂变质的药品不得上柜销售，应立即放入不合格药品区内集中销毁，并做好不合格药品记录。

4.药品销售的监督

药品经营企业不得向无《药品生产许可证》《药品经营许可证》或无《医疗机构执业许可证》的单位以偿还债务、货款的方式为其无证经营提供药品；不得向任何单位和个人提供柜台、摊位、发票、纳税及证、照等，为其经营药品提供条件，出租、出借、转让《药品经营许可证》；在药品购销活动中，发现假劣药品或质量可疑药品的，必须及时报告当地药品监督管理部门。不得自行作销售或退、换货处理。

上岗人员应准时到岗，收方发药应该核对品名、规格，处方所列药品不得擅自更改或代用，对有配伍禁忌和超剂量的处方，必须经医生更改或重新鉴定后方可办理；中药饮片配方要实行双人核对制度，配方人和核对人均应在处方上签章。调剂人员应熟悉所售药品的性能、规格，坚持问病发药、卖药问病，正确介绍药品的性能、用途、用法、用量、禁忌、不良反应及注意事项。特殊管理的药品应按有关规定经营和管理。

药品拆零销售时，环境、工具及包装品应清洁卫生，并写明药名、规格、用法、用量、药店名称等内容。

对顾客意见或问题跟踪了解，件件有交代，桩桩有答复，要认真处理质量问题的查询投诉。

二、药品批发企业监督要点

药品批发企业是药品生产、使用的中间媒介，担负着繁荣药品市场、保障药品供给的使命，是药品监督管理的一个重要组成部分。严格按照有关药品监督管理的法律、法规，切实加强药品流通领域的质量管理，使药品批发企业由原来的传统型、经验型向法治化、科学化转变，提高药品经营管理水平，保障广大人民的用药安全、有效和身体健康。根据《药品管理法》和《药品经营质量管理规范》的规定和要求,药品监管部门对药品批发企业重点监督以下几方面。

(一)人员与机构的监督

1.关键岗位人员资格的监督

企业负责人、质检机构负责人、化验室负责人为质量控制关键岗位,其任职资格必须具备现代科学管理知识及相应的专业技术知识和专业技术职称或执业资格要求。

大型批发企业质量控制关键岗位的人员应具有执业药师或具有主管药师(主管中药师)或相应(相关)专业工程师以上技术职称;小型企业质量控制关键岗位的人员应具有药师(中药师)或相应(相关)专业助理工程师以上技术职称。

2.质量监控人员比例的监督

从事药品质量管理、检验、验收、养护和计量工作的人员必须具备高中以上文化水平或中级以上业务人员证书,人数不得少于企业职工总数的4%。

3.人员培训的监督

从事药品质量管理、检验、验收工作人员必须经过培训并经省级以上药品监督管理部门组织考核,合格后持证上岗;药品经营、保管、养护、计量工作人员必须经过培训,考核合格上岗。

(二)硬件设施的监督

1.营业场所的监督

企业的营业场所应宽敞、明亮、清洁,柜台及货架结构严密,与经营规模相适应。

2.仓库环境的监督

企业仓库内、外环境良好。仓库选点应远离居民区,无大量粉尘、有害气体和污水等严重污染源;库房地势应高,地质坚固、干燥;库区应平坦整洁、无积水、无垃圾,沟道畅通,种植的花、草、树等应不易长虫。

3.库区分布的监督

仓库应分为储存作业区(如库房、货场、保管员工作室);辅助作业区(如质检室、养护室、分装室）；办公生活区（如办公室、宿舍、汽车库、食堂、厕所、浴室）。辅助作业区和办公生活区不得对储存作业区造成污染，应保持一定距离或有必要隔离。

4.库房分类的监督

一般管理要求，仓库应划分以下专库（区）并设有明显标志：待验库（区）、合格品库（区）、不合格品库（区）、发货库（区）、退货库（区）。

按药品储存温度、相对湿度管理要求，分冷库、阴凉库、常温库，库房内相对湿度一般应保持在45%～75%。按特殊药品管理要求，分麻醉药品库、一类精神药品库、毒性药品库、放射性药品库（包括专用设施）。

按药品分类管理要求，分处方药库（区）、非处方药库（区）。

5.仓库设施的监督

仓库应有下列设备和设施，并保持完好：温湿度测定仪、冷库及阴凉库有温湿度调控设备、适当材料做成的底垫、避光设施、防虫防鼠设施，通风排水设施、符合安全要求的照明设施以及消防设施。

6.药品化验室的监督

不同类型药品批发企业必须具备与经营规模相适应的化验室。大型药品批发企业化验室面积要求200 m^2以上，能开展化学测定、仪器分析、卫生学检查、抗生素效价测定等；中型药品批发企业化验室面积要求100 m^2以上，能开展化学测定、仪器分析、卫生学检查；小型药品批发企业化验室面积要求50 m^2以上，能开展化学分析、一般仪器分析等。

7.药品验收养护室的监督

药品批发企业应建立药品验收养护室，供验收、养护人员抽验药品时使用，并配备适当的检验仪器。大、中、小型企业所要求面积分别为60 m^2、40 m^2、20 m^2。

（三）经营质量管理制度和程序的监督

1.管理制度的监督

药品批发企业必须制定以下质量管理制度，并对制度执行情况检查考核，并有记录：业务经营质量管理制度；首次经营品种的质量审核制度；药品的质量验收、保管、养护及出库复核制度；特殊管理药品和贵重品种的管理制度；效期药品管理制度；不合格药品管理制度；退货药品管理制度；质量事故报告制度；用户访问制度；质量信息管理制度；计量管理制度；产品标准管理制度；各级质量责任制；质量否决权制度；卫生管理制度。

2.进货管理的监督

对首次供货单位必须确认其法定资格和履行合同的能力。索取产品质量标准，必要时应对产品和企业质量保证体系进行调查，签订质量保证协议。未设置化验室的企业不得从生产企业直接购进药品。首次经营的品种必须由业务部门填写经营审批表，征求企业质量部门意见并经企业法人代表或负责人批准。

购进的原料药和制剂产品必须有注册商标、批准文号和生产批号。购进地道中药材、中药饮片应标明产地和生产单位。

特殊药品的采购，必须按照国家有关特殊药品的管理规定进行。

药品包装和标志必须符合有关规定和储运要求。

直接进口药品有口岸药检所报告书。非直接进口药品有供货单位提供的口岸药检所检验报告复印件，并加盖该单位红色印章。

3.质量验收与检验的监督

质量验收员要依据有关标准及合同条款对药品质量进行逐批验收，并有记录。对地道中药材要检查产地；中药饮片要检查产地，加工及调出单位，并予以记录。各项检查、验收记录应完整规范。在验收合格药品的入库凭证、付款凭证上签章。

从工厂购入的首批药品需做内在质量检测，除可自行检测的项目外，其他项目向工厂索取化验或测试报告。

进口药品依据有关部门授权的口岸药检所检验报告书验收，有验收记录。

制定并执行化验、检测制度。滴定液、精密仪器、计量器具设有管理台账，定期检定并有检定记录。

化验有原始记录，符合数据准确、内容真实、字迹清楚等要求，并保存三年。

建立药品质量档案，研究处理药品质量问题。

保管员熟悉药品的质量性能及贮存条件，凭验收员签章的入库凭证验收。对质量异常、包装不牢、标志模糊的药品应拒收。

4.销售监督

不得将药品售给无证照或证照不全的药品经营单位和无《医疗机构执业许可证》的单位。

不得向无证照单位以偿还债务、货款的方式为其无证经营提供药品。

不得向任何单位和个人提供经营柜台、摊位、发票、纳税及证照等，为其经营药品提供条件，出租、出借、转让《药品经营许可证》。

在药品购销活动中，发现假劣药品或质量可疑药品的，必须及时报告当地药品监督管理部门，不得自行作销售或退、换货处理。

销售麻醉药品、精神药品、医疗用毒性药品、放射性药品、危险品必须是国家指定的单位，按限量的规定向指定使用单位供应，并设专人负责。

对用户意见或问题跟踪了解，件件有交代，桩桩有答复。

三、麻醉药品经营企业监督要点

麻醉药品经营企业是麻醉药品供应的唯一合法渠道，加强麻醉药品经营企业的监督管理，是各级药品监督管理部门的一项重要工作。

（一）人员的监督

（1）企业法人应有较强的法治观念，掌握麻醉药品经营相关法规和麻醉药品使用政策，熟悉麻醉药品经营管理工作。

（2）专职供应、储运和管理人员应具有责任心强、政治素质好、业务熟悉并能对下一级经营单位进行业务指导的能力。

（3）供应麻醉药品时，必须认真执行《备案制》有关规定，计划供应品种不得超过审批数量，认真审核购买单位的印鉴卡和购买人身份证。

(二)仓储和设备、设施的监督

(1)设有麻醉药品专用仓库,面积与经营规模相适应。

(2)麻醉药品专用仓库应为砖混或钢混结构的无窗建筑,基本设施牢固,具有抗撞击能力,装有钢制保险房门,双门双锁,备有防盗,防火,报警装置,并与"110"联网。

(三)制度与管理的监督

(1)应建立采购、供应、验收、储存、保管、运输、退货、报损、安全管理、丢失、被盗案件报告和24小时值班制度。

(2)经营麻醉药品应设有专人、专账、专章,实现双人双锁、双人验收(发)、双人复核,账物必须相符。

(3)及时编制麻醉药品需求计划并上报,按要求完成国家规定的麻醉药品经营统计工作,做到数字准确,上报及时,麻醉药品购、销、调、存等业务要实现计算机管理。

四、药品仓储管理

"十要求"药品仓储管理的好坏,直接影响药品质量。对药品仓储条件和保管措施都有具体的要求,归纳如下:

(1)要求仓库周围环境整洁,地势干燥,无粉尘、有害气体及污水等严重污染源。

(2)要求库区内不得种植易长虫的花草、树木,地面平坦、整洁、无积水、无垃圾、沟道畅通。

(3)要求仓库根据不同功能划分不同区域,如储存作业区、辅助作业区、生活区等。其中,辅助作业区和生活区应与储存作业区保持一定距离或有隔离措施。

(4)要求库房内墙壁和顶棚表面光洁、地面平整、无缝隙,门窗结构严密。

(5)要求库与库之间有充分间距,装卸货物的货场应有顶棚。

(6)要求具备与经营规模相适应、符合药品性能要求的各类仓库或设备,其中,冷库、阴凉库、常温库都应该控制在规定温度范围内;仓库相对湿度一般应保持在

45%～75%。

(7) 要求麻醉药品、一类精神药品、毒性药品、放射性药品、贵细中药材和危险品有专用库或专门设施。指定双人双锁管理，专账记录。

(8) 要求药品按其质量性能分类储存。

(9) 要求仓库划分以下专库(区)并设有明显标志(实行色标管理)：待验库(区)、合格品库(区)、不合格品库(区)、发货库(区)、退货库(区)。

(10) 要求仓库具有下列设备和设施，并保持完好：温、湿度测定仪、冷库及阴凉库有温、湿度调控设备、适当材料做成的底垫、避光设施、防虫防鼠设施、通风排水设施、符合安全要求的照明设施以及消防设施。

五、药品分类管理后的流通监督要点

药品分类管理是一项涉及药品监督管理、医疗卫生体制、医疗保险制度、广告管理、价格管理、医药产业政策等改革的系统工程，关联面广，情况复杂，难度大。作为药品监督部门，如何加强药品分类管理后的流通监督，是当前和今后药品监督管理工作中的一项重要内容。按照国家药品监督管理局颁布的《处方药与非处方药流通管理暂行规定》，将监督要点归纳为以下四方面。

(一) 严格对药品生产销售和批发销售的监督管理

实行药品分类管理后要更加严格并强化对药品生产销售和批发销售的监督管理。

(1) 证、照管理：要求处方药、非处方药的生产销售、批发销售业务必须由具有《药品生产许可证》《药品经营许可证》的药品生产企业、药品批发零售企业经营。

(2) 药品生产企业、批发企业必须按照分类管理、分类销售的原则和规定，按照合法的渠道向相应的具有合法经营资格的药品零售企业和医疗机构销售处方药药品和非处方药药品，双方的销售记录、进货记录按有关药品监督管理规定留存备查。

(3) 药品生产、批发企业不得以任何方式直接向患者推荐、销售处方药药品。

(二) 严格零售处方药和甲类非处方药的条件及行为

(1) 销售处方药和甲类非处方药的零售药店必须具有《药品经营许可证》。销售

处方药药品和甲类非处方药药品的零售药店必须配备驻店执业药师。《药品经营许可证》和执业药师证书应悬挂在醒目、易见的地方。执业药师或相应的药学技术人员应佩戴标明其姓名、执业资格或技术职称内容的胸卡。

（2）处方药必须凭医师处方销售、购买和使用。执业药师必须对医师处方进行审核、签字后依据处方正确调配、销售药品，对处方不得擅自更改和代用。对有配伍禁忌和超剂量的处方，应当拒绝调配、销售，必要时，经处方医师更正或重新签字方可调配、销售。

（3）甲类非处方药可不凭医师处方销售、购买和使用，但患者可以要求在执业药师的指导下进行购买和使用。执业药师应对患者的自我药疗提供科学、合理、客观可靠的用药指导。对不适合自我药疗的患者，执业药师应提出寻求医师治疗的意见。

（4）处方药不允许采用开架自选销售、电话销售、邮寄销售等方式，暂不允许采用网上销售方式。

（5）处方药药品、非处方药药品不得采用有奖销售、附赠药品和礼品等销售方式。

（6）零售药店必须从具有《药品经营许可证》《药品生产许可证》的药品批发企业、药品生产企业采购处方药及非处方药，并按有关药品监督管理规定保存采购记录备查。

（7）经批准允许销售乙类非处方药的普通商业企业不得销售处方药和甲类非处方药。

（三）严格加强对特殊管理的药品的监督管理

药品分类管理后对特殊药品的监督管理政策不变。国家实行特殊管理的处方药的生产销售、批发销售、调配、使用仍按有关法律、法规执行。

（四）在可控制的前提下可以适当调整非处方药的零售监管政策

（1）没有限制非处方药的开架销售方式。

（2）在对条件、登记批准程序及经营行为等方面进行控制下，允许普通商业企业销售乙类非处方药药品。

六、采购药品监督要点

药品经营、使用单位在购进药品时,对药品供货单位的资格、药品质量合格证明、药品其他标识等内容要进行验收和检查,这是保证药品安全有效的非常重要的环节,也是保证药品质量,维护消费者合法权益的重要措施。采购药品主要应做好以下四个方面的工作。

(一)选择合法的购药渠道

药品经营、使用单位在购进药品时只能选择具有《药品生产许可证》的生产企业和具有《药品经营许可证》的经营企业作为自己的供应商,除此之外的非法来源的药品要予以拒绝。

(二)验明药品的有关批准证明文件和合格证明

合格的药品首先必须合法。合法的药品就必须是由依法取得《药品生产许可证》的企业生产的,且必须获得国家药品标准文号。如是新药,必须有国家新药证书;如是中药保护品种,必须具有中药保护品种证书;如是国家强制要求限期通过 GMP 认证的品种,生产企业还必须获得国家药品监督管理局的 GMP 认证证书。其次是要有合格证明。药品出厂时企业必须批批检验,购进药品时要索取生产企业的质检报告书,或者生产企业所在地的药检所的检验报告书;如是进口药品,要验明和核实进口药品注册证和口岸检验或抽查检验报告书。

(三)验明药品其他标识

验明药品其他标识即对药品的包装、说明书和外观性状进行检查。检查药品包装是否适合药品的运输和贮存,有无破损,检查最小包装单位是否印有或附有说明书;说明书内容是否符合有关要求,如对照药品质量标准,检查药品名称是否和标准一致,说明书中关于药品用法、用量,特别是禁忌和不良反应的标注是否详细、准确;药品的外观、性状有无异常;进口药品还要有中文包装和说明书,特殊药品还要特殊药品标识。

（四）验收不符合规定要求的，不得购进

发现药品可能有重大质量问题的，要向当地药品监督管理部门报告或送当地药检所检验。

参考文献

[1] 王博.药物学基础［M］.重庆：重庆大学出版社，2021.

[2] 周林光.临床药物应用实践［M］.开封：河南大学出版社，2019.

[3] 丛晓娟，杨俊玲，韩本高.实用药物学基础［M］.石家庄：河北科学技术出版社，2021.

[4] 杨红梅.药剂学［M］.天津：天津科学技术出版社，2020.

[5] 徐世军.实用临床药物学［M］.北京：中国医药科技出版社，2019.

[6] 张艳秋.现代药物临床应用实践［M］.北京：中国纺织出版社，2021.

[7] 唐志刚.现代药物临床应用精要［M］.开封：河南大学出版社，2019.